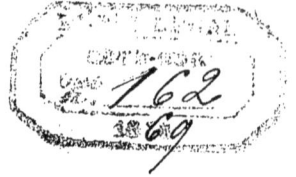

DE LA PUSTULE MALIGNE

ou

CHARBON EXTERNE DE L'HOMME

PAR LE D' A LEFLAIVE,

hirurgien adjoint de l'Hôpital de Beaune, ancien interne des
Hôpitaux de Paris, membre de la Société médicale
d'observation et de la Société anatomique.

x

x

————

BEAUNE

IMPRIMERIE ED. BATAULT-MOROT, PLACE MONGE, 9.

1869.

DE LA PUSTULE MALIGNE

OU

CHARBON EXTERNE DE L'HOMME

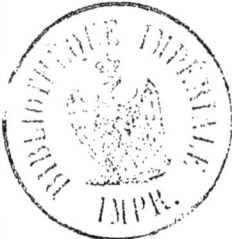

PAR LE Dr A LEFLAIVE,

Chirurgien adjoint de l'Hôpital de Beaune, ancien interne des
Hôpitaux de Paris, membre de la Société médicale
d'observation et de la Société anatomique.

BEAUNE
IMPRIMERIE ED. BATAULT-MOROT, PLACE MONGE, 9.
1869.

Au mois d'avril 1867 j'avais adressé à la Société de chirurgie un mémoire sur la Pustule maligne ou Charbon externe de l'homme. Mon but était de provoquer une discussion qui pût éclairer les points essentiels à la pratique, points essentiels qu'on semble abandonner de plus en plus pour des discussions nuageuses, stériles et dangereuses souvent. Ce mémoire n'est que la reproduction du premier, à quelques modifications près que des travaux récents m'ont imposées ; et mon but est resté le même.

A. LEFLAIVE.

Beaune, le 10 juin 1869.

On s'est beaucoup occupé dans ces dernières années de l'affection charbonneuse de l'homme, on a beaucoup écrit sur ce sujet qui n'en est pas devenu plus clair, loin de là.

Si on jette un coup d'œil rétrospectif sur l'histoire du charbon, on trouve que son étude a suivi une marche étrange.....

Ce furent d'abord les intéressés, les bergers, les ouvriers de la campagne surtout qui divulguèrent l'affection et sa cause spécifique. S'ils ne trouvèrent point de signe propre, de signe distinctif, ils reconnurent du moins dans un ensemble de signes apparents la physionomie particulière de la maladie, à laquelle ils donnèrent le nom de charbon, pustule maligne, bouton malin, etc. Elle n'avait pas et elle n'eut point pendant longtemps encore de place dans le cadre nosologique. Des guérisseurs, pour la plupart ignorants, fourbes ou superstitieux, parmi lesquels quelques-uns cependant avaient semblé comprendre les indications à remplir, se chargeaient à peu près exclusivement du traitement du charbon.

Ainsi, d'un côté une maladie extrêmement grave, épidémique, contagieuse, dénoncée par l'opinion publique et laissant pourtant les médecins indifférents en apparence ; d'un autre des gens sans aucune instruction donnant pour la combattre des remèdes inutiles, quelquefois dangereux, dangereux même par cela qu'ils étaient inutiles, tel était l'état de choses dont s'émut l'Académie de Dijon, qui, pour en sortir, mit en concours la question du charbon.

Un mémoire clair, concis, plein de sens pratique et de saine observation fut couronné : c'était le *Précis* d'Enaux et Chaussier, qui quatre-vingts ans plus tard devait encore recevoir l'approbation du plus illustre chirurgien de notre époque. Un diagnostic nettement exposé, une judicieuse appréciation des faits, un traitement rationnel que l'expérience avait justifié et a justifié depuis, tels étaient les mérites de ce travail. Cependant l'élément essentiel du diagnostic, celui qui, dans les cas douteux, doit lever toute incertitude, l'escharre n'avait pas été suffisamment décrite. M. Bourgeois d'Etampes signala les caractères qui lui sont propres, en même temps, il fit connaître une nouvelle forme du charbon externe : l'œdème charbonneux des paupières. Plus tard, M. Raimbert de Châteaudun démontrait que cette deuxième forme n'appartient pas exclusivement aux paupières, et qu'on peut la rencontrer sur différentes parties du corps,

Là s'arrêtent les acquisitions pratiques. Des discussions sur la cause et la nature des maladies charbonneuses émeuvent et passionnent ; le progrès ne se fait plus assez vite ; les faits acquis ne suffisent plus, on les fait fléchir en vue des idées spéculatives que l'on veut appuyer, et l'imagination en crée de nouveaux ; la question des affections charbonneuses s'obscurcit, le diagnostic chancelle, et si le traitement traditionnel se maintient encore, fort de l'expérience d'un siècle, il ne tardera pas à être abandonné.

Toutefois, je ne veux point dire que les résultats de recherches récentes, que les faits nouveaux ne renferment pas quelque chose d'utile. Mais étendus, commentés comme ils le sont, mêlés à des produits de l'imagination que l'on affirme comme des réalités, ils sont préjudiciables à la science et à la pratique. Il est urgent, je crois, de bien poser aujourd'hui les bases du diagnostic, de mettre en évidence les faits acquis, de rejeter les faits imaginaires, hypothétiques, et de n'accepter des théories que ce qui est en accord avec les faits observés.

Le principe charbonneux est *un*, tout le monde l'admet. Mais selon qu'il est introduit de telle ou telle manière dans l'économie, son action se révèle, dit-on, par une expression différente.

1° Mis en contact avec les organes de la respiration ou de la digestion, il donne lieu à la fièvre charbonneuse ou au charbon symptomatique, affections dont l'existence est douteuse, que les auteurs décrivent sans les avoir jamais vues, et qui, d'ailleurs, comme le font remarquer Enaux et Chaussier, diffèrent complètement du charbon externe.

2° Mis en contact avec la peau, il donnera lieu au charbon externe : Pustule maligne et œdème charbonneux, deux formes d'une même affection qui ne diffèrent entre elles que par l'ordre dans lequel apparaissent les symptômes locaux.

Je ne m'occuperai ici que du charbon externe.

CHARBON EXTERNE

Symptômes. — Les premiers symptômes de la pustule maligne passent souvent inaperçus, et dans quelques cas, ce n'est que bien caractérisée qu'elle attire l'attention du malade, puis du médecin. On trouve de cela des exemples nombreux.

Toutefois, ordinairement une petite tache d'un rouge plus ou moins foncé, s'accompagnant très fréquemment d'un prurit parfois très vif et même brulant, marque le début de l'affection. Après un temps dont il est difficile d'apprécier la durée, variable d'ailleurs, apparaît une vésicule ou bien rarement un amas de petites vésicules. Cette vésicule, très petite d'abord, devient quelquefois assez large pour porter le nom de bulle. Tantôt incolore, tantôt bleuâtre, grise ou brune, selon la couleur du derme sous-jacent, celle du liquide qu'elle renferme et l'épaisseur de l'épiderme qui la forme, elle est quelquefois plissée, d'autres fois tendue ou ombiliquée. Le liquide qu'elle contient est une sérosité claire, parfois plus ou moins rouge, jamais purulente. Si la vésicule est récente, l'épiderme enlevé laisse voir une surface jaunâtre, quelquefois lisse, d'autres fois plus ou moins grenue, dont le centre est mortifié. Il est en effet insensible à la piqûre, même dans une épaisseur notable. Cette petite escharre se distingue à peine du derme jaunâtre et malade qui l'environne, elle est moins humide, mais souvent on ne peut déterminer ses limites qu'en explorant la sensibilité. Cette escharre n'est ni déprimée, ni proéminente, elle ne tarde pas à noircir à l'air. Quant la vésicule est plus ancienne, l'escharre est très apparente. Rarement proéminente, plus souvent enfoncée, n'occupant dans quelques cas rares qu'une partie de la surface dénudée, tantôt dure, tantôt molle, plus souvent grise que noire, masquée quelquefois par le tissu muqueux infiltré ou détaché, elle repose assez souvent sur une partie indurée. Si la vésicule est ouverte depuis quelque temps, l'escharre a pris une teinte noire, elle est déprimée généralement, entourée d'une auréole qui n'est jamais d'un rouge vif, et que surmontent des vésicules. Le plus souvent ces vésicules disposées en couronne sont agglomérées, quelquefois elles se confondent en une seule vésicule. Une tuméfaction molle, élastique, dont l'apparition suit ordinairement de près celle de la vésicule, entoure la partie malade. Cette tuméfaction qu'on dirait emphysémateuse est quelquefois dure près de la pustule, d'autant plus molle et élastique qu'on s'en éloigne davantage, parfois égale dans toute son étendue; enfin elle peut être pâteuse et garder l'impression du doigt. Elle continue à s'étendre, se couvre à une époque avancée de la maladie de vésicules larges, espacées, sans escharre. Elle est due à une infiltration du tissu cellulaire qui peut soulever l'escharre au niveau du reste des téguments. Ceux-ci sont généralement pâles, mais quelquefois ils prennent une teinte violacée et paraissent prêts à fournir une éruption vésiculeuse confluente. Avec tous ces désordres locaux la douleur est le plus souvent à peu près nulle. Mais il n'en est pas toujours ainsi : elle peut être très vive, même au début et dans des cas très graves; elle se fait sentir nonseulement dans le point primitivement affecté, mais encore dans les ganglions lymphatiques avec lesquels il communique, et dans l'intervalle qui l'en sépare. D'ailleurs les vaisseaux intermédiaires peuvent former des traînées rougeâtres, appelées par les paysans de la Beauce les racines du charbon (Bourgeois).

Tels sont les symptômes locaux de la forme la plus commune du charbon externe de l'homme, désignée plus spécialement par le nom de pustule maligne.

Dans des cas rares, l'œdème, que nous avons vu apparaître à une période plus ou moins avancée de la maladie, se montre le premier. Il n'est accompagné que d'un sentiment de tension, de gêne, partout excepté aux paupières. Ici en effet on éprouve une démangeaison, un picotement fatiguant. Cet œdème prend des dimensions plus ou moins considérables et plus ou moins rapidement selon les parties qui en sont le siége. Aux paupières apparaissent bientôt des vésicules, dont le fond est une escharre. L'affection ne diffère en rien alors de la pustule maligne ordinaire, mais sur le reste de la face, au tronc, aux membres, le plus souvent les accidents généraux se développent et les malades succombent avant qu'apparaisse ce signe caractéristique. Cette modification dans la marche des symptômes locaux détermine la seconde forme du charbon externe de l'homme, désignée sous le nom d'œdème charbonneux.

Mais qne le charbon revête la première ou la secoude forme, que les symptômes locaux se succèdent dans tel ou tel ordre, ils sont accompagnés quelquefois dès le début même par des accidents généraux qui, tout variables qu'ils peuvent être d'ailleurs, ont un caractère commun, la prostration. Que la fièvre se montre tout d'abord, ou bien que le pouls soit large, lent et mou, une céphalalgie ordinairement légère ou simplement de la pesanteur de tête, les vertiges, la disposition à la syncope, les nausées, les vomissements ne tarderont pas à paraître. Le malade est bientôt obligé de garder le lit. Son état empire alors avec beaucoup de rapidité ; le pouls s'accélère, devient petit, inégal, la respiration est anxieuse ; soif, langue brunâtre et sèche d'autrefois large et blanche, urine rare, constipation beaucoup plus rarement diarrhée et selles fétides, gonflement et météorisme, teint plombé, yeux brillants, corps couvert de sueurs, somnolence, quelquefois agitation et délire avant la mort.

Comme je l'ai dit plus haut, les symptômes généraux se montrent quelquefois dès le début mais rarement, d'autres fois plusieurs jours après l'apparition des symptômes locaux ; mais peuvent-ils précéder ceux-ci ? Quelques auteurs l'ont avancé sans citer à l'appui de leur opinion aucune observation probante. Dans les deux ou trois cas que l'on a rapportés en effet, les symptômes locaux avaient d'abord passé inaperçus et étaient déjà parvenus à un degré avancé quand ils furent reconnus. Il était tout à fait impossible alors de savoir s'ils avaient précédé ou non les symptômes généraux. Jusqu'à nouvelle preuve on peut donc dire que toujours les symptômes locaux apparaissent les premiers. Cependant dans un ouvrage récent, M. le docteur Guipon de Laon n'hésite pas à affirmer le contraire. Pour lui les symptômes généraux pourraient précéder les symptômes locaux non-seulement de quelques instants mais de plusieurs jours, de quinze jours même. Une telle assertion demandait des preuves. M. Guipon se contente de renvoyer le lecteur à sa sixième observation. Dans cette unique observation, on remarque avec étonnement que le médecin ordinaire du malade ne l'a visité que deux jours après l'apparition des symptômes locaux, et que M. Guipon ne l'a vu que deux jours plus tard encore. Ils n'ont donc pu ni l'un ni l'autre constater l'état antérieur à l'apparition des symptômes locaux, ils ne le connaissent que par le récit de l'entourage, mais encore en prenant l'observation telle quelle, on voit seulement un homme malheureux, découragé par les pertes qu'il fait, fatigué et exténué des peines qu'il se donne, qui au milieu d'une épidémie de charbon est atteint d'une pustule maligne dont la marche et la terminaison, bien que funeste, n'offrent d'ailleurs rten d'insolite. Dans les cas même où l'inoculation est évidente, la période d'incubation, selon M. Guipon, se manifesterait par des symptômes génériux très apparents. Aucun fait ne vient appuyer cette assertion qui est en contradiction complète avec ce qu'ont écrit Enaux et Chaussier, MM. Bourgeois, Babault et Raimbert. Si j'insiste tant sur ces idées émises depuis longtemps déjà, mais que M. Guipon a reproduites d'une manière plus accentuée, c'est que si elles ont le mérite de fusionner toutes les espèces de charbon réelles ou imaginaires, elles offrent le danger de faire rejeter le traitement local, en représentant le charbon comme une affection générale toujours et a toutes ses périodes.

Quelque bien caractérisée que soit en général la physionomie de la pustule maligne, il arrive néanmoins très souvent que le médecin appelé à en constater l'existence hésite et doute. Il doit alors avoir recours à l'examen minutieux de certains symptômes locaux, qui ont au point de vue du diagnostic plus ou moins d'importance. Il peut donc être utile de les étudier séparément, en s'arrêtant surtout à ceux qui sont considérés comme pathognomoniques.

Tache. — Symptôme du début, sur lequel les auteurs ont beaucoup et inutilement insisté, qni passe inaperçu des malades presque toujours et des médecins constamment et est décrit par les premiers d'une façon bien plus variée que par les seconds, bien que l'objet de comparaison soit pour les uns comme pour les autres tout d'abord le même comme par suite d'une convention tacite.

Vésicule. — Si la tache est un symptôme insignifiant et qui échappe d'ailleurs à l'observation, il n'en est pas de même de la vésicule. Je suis même étonné que dans les traités des affections charbonneuses on ne trouve pas plus d'observations concernant la pustule maligne à l'état vésiculeux, la plus intéressante sans aucun doute. Je ne reviendrai point sur ce que j'ai dit de la vésicule dans la description des symptômes, je veux seulement appeler l'attention sur deux points : le contenu de la vésicule et la qualité de ses parois. Le contenu est une sérosité tantôt citrine et claire, tantôt roussâtre, rougeâtre, mais jamais purulente. M. Raimbert l'a plusieurs fois constaté à l'aide du microscope. Cette non purulence du liquide, à quelque moment qu'on l'examine, est un caractère important en rapport avec les conditions appréciables dans lesquelles la vésicule se développe. Les parois de la vésicule sont plus ou moins épaisses et résistantes selon les parties du corps où on l'observe, et elles sont loin d'avoir cette tendance à se rompre qu'on leur donne généralement. Il serait dangereux, à l'exemple de M. Raimbert, de considérer la persistance d'une vésicule comme un signe de bénignité de l'affection dans laquelle elle se produit ; je le ferai voir ultérieurement par des observations. Quant au corps muqueux que recouvre la vésicule, tantôt il vient en doubler les parois, tantôt infiltré il reste attaché au derme, tantôt enfin il apparaît sous forme de détritus grisâtre.

Escharre. — C'est à M. Bourgeois qu'on doit la description de l'escharre. Elle a deux caractères principaux : plus épaisse au centre que sur les bords, de sorte que sa coupe représenterait un segment de cercle, elle adhère d'une manière intime aux tissus environnants et sous-jacents. Elle est lisse ou grenue à sa surface, enfoncée le plus souvent, proéminente quelquefois, d'autres fois sur le même plan que le derme auquel elle fait suite ; jaunâtre à son début, plus tard grise ou brune ; dure plus souvent que molle. Deux questions importantes se présentent ici : 1° à quelle époque se forme l'escharre ? 2° l'escharre existe-t-elle constamment dans le cas de pustule maligne proprement dite ?

1° Pour M. Raimbert, la vésicule déchirée, le liquide s'écoule, la couche épithéliale s'affaisse, devient jaune, puis noire et l'escharre est constituée. M. Bourgeois ne mentionne point ici la couche épithéliale, mais parlant de la vésicule il dit : « Durant sa courte existence, le tissu cutané sous-jacent est d'un rouge plus ou moins livide encore vivant, etc... » et plus loin il ajoute : « elle (l'escharre) apparaît ordinairement quand la vésicule initiale a été rompue ou s'est affaissée à son centre, si elle a été ménagée. » Ainsi pour MM. Bourgeois et Raimbert, la vésicule ne recouvrirait point l'escharre qui se formerait toujours après sa destruction. Cette opinion, qui est en contradiction avec celle d'Enaux et Chaussier, l'est aussi avec les faits. Si elle était vraie, il serait impossible de diagnostiquer la pustule maligne à l'état vésiculeux ; on voit par là combien la question a d'importance. Je ferai voir plus loin par des observations que non-seulement la vésicule n'est pas aussi éphémère qu'on l'a dit, mais que si l'escharre exposée à l'air subit des modifications, elle en subit encore bien que la vésicule reste intacte. Enfin j'affirme que lorsque, la vésicule déchirée, on ne trouve pas immédiatement d'escharre par une investigation minutieuse, on n'a point affaire à une pustule maligne ; l'escharre en effet se forme en même temps que la vésicule, si elle ne la précède. Je dois ajouter qu'elle se forme toujours dans le derme et que quelle que soit l'époque à laquelle on l'examine, elle a toujours une certaine épaisseur, en un mot qu'elle n'est jamais superficielle.

2° Dans la pustule maligne proprement dite, l'escharre peut-elle manquer ? M. Bourgeois dans son traité pratique a émis une opinion affirmative, avec cette restriction toutefois que probablement l'escharre se montrerait plus tard. Pour émettre une opinion qui compromet d'une manière aussi grave la certitude du diagnostic, M. Bourgeois a dû s'appuyer sur des faits. Cependant il n'en cite que deux, auxquels je renvoie. Dans le premier le malade a guéri sans traitement et n'a été observé qu'après sa guérison. Dans le second, je ne vois autre chose qu'un phlegmon diffus. Dans cette question, M. Bourgeois me semble commettre une double erreur : erreur au point de vue des faits qu'il rapporte, erreur de diagnostic, erreur d'appréciation quant au moment où l'escharre peut se montrer. Aussi je répéterai ce que j'ai dit un peu plus haut en termes quelque peu différents : l'escharre est constante dans la pustule maligne proprement dite, elle se développe en même temps que la vésicule si elle ne la précède.

Auréole vésiculaire. — Le plus souvent l'escharre paraît un peu enfoncée au milieu d'une auréole de quelque millimètres. Cette auréole, plus ou moins saillante, jaune rougeâtre ou violacée porte ordinairement des vésicules tantôt à l'état naissant, tantôt développées et séparées, tantôt réunies en une seule disposée en couronne. Le liquide qu'elles renferment est semblable à celui que contenait la vésicule primitive. Le derme qu'elles recouvrent est toujours plus ou moins altéré, quelquefois même mortifié.

Ce cercle vésiculaire est signalé par tous les auteurs. On admet, MM. Bourgeois et Raimbert entr'autres, qu'il peut manquer ; mais on paraît admettre aussi que, lorsqu'il existe,

il est un signe pathogonomique de la pustule maligne. Il n'en
est rien : j'ai fait naître ce cercle vésiculaire en cautérisant
avec du nitrate d'argent une pustule d'ecthyma, puis le fait
suivant, tout en montrant ce cercle vésiculaire né dans
d'autres circonstances, fera ressortir l'importance des caractères essentiels de l'escharre :

OBSERVATION I. — Femme Commeaux, âgée de 42 ans,
journalière, vient me consulter le 16 septembre 1863 pour
un bouton qu'elle dit avoir à la main gauche depuis la veille
au soir. Elle porte en effet, à la partie inférieure et externe
de l'éminence thénar et envahissant même le sillon de l'articulation métacarpophalangienne du pouce, un petit bouton noir, de la grosseur d'une lentille, entouré d'une auréole d'un rouge peu foncé et surmontée de petites vésicules séparées. Il y a un peu de gonflement des parties environnantes. La malade se plaint d'une douleur brulante
qui s'étend tout le long du membre supérieur jusqu'à l'aisselle. Cette douleur existe aussi depuis hier soir, c'est elle
qui a attiré l'attention sur le bouton que la malade n'avait
pas remarqué pendant le jour, et dont elle ignore la cause.
Point de symptômes généraux. Je déchire l'épiderme des
vésicules qui contenaient un peu de sérosité claire. La partie noire se laisse très facilement enlever. Au-dessous le
derme est rouge et très sensible. En examinant la partie
enlevée par sa face adhérente, je vois qu'elle est traversée
obliquement par un corps étranger, semblable à un poil
court et extrèmement ténu. J'ai pensé que cette partie
noire, qui simulait parfaitement une escharre, était due à
un petit épanchement de sang sous l'épiderme déterminé
par le corps dont j'ai parlé, puis que celui-ci irritant la
partie superficielle du derme autour de lui avait produit
l'auréole vésiculaire. Je fis mettre un cataplasme de mie de

pain sur la partie malade, et les signes de lymphangite, qui étaient plus apparents le 17, disparurent bientôt et la malade guérit.

Ainsi une auréole vésiculaire n'est point un signe pathognomonique de la pustule maligne ; mais l'auréole vésiculaire de la pustule maligne a des caractères particuliers : le derme est jaunâtre ou violacé, c'est-à-dire altéré dans sa vitalité, quelquefois il est mortifié, si on l'incise il est dur et crie sous le bistouri ; le liquide des vésicules est une sérosité toujours semblable à celle de la vésicule primitive.

Induration ou tumeur charbonneuse. — M. Bourgeois a désigné sous le nom de tumeur charbonneuse une induration déjà connue et supportant le bouton malin. La tumeur charbonneuse n'est pas constante, et quand elle existe ne peut être regardée comme un symptôme caractéristique. D'abord limitée au bouton, puis le dépassant quelquefois de plusieurs centimètres, elle disparaît bientôt dans la tuméfaction des parties environnantes. Dans les cas de guérison, quand cette tuméfaction est dissipée, on sent de nouveau la tumeur charbonneuse qui est ordinairement longue à disparaître, le plus souvent indolente ou à peu près, elle peut être très douloureuse.

Tuméfaction. — Sans être un signe pathognomonique, la tuméfaction offre cependant dans l'affection charbonneuse externe de l'homme des caractères tels qu'ils font tout d'abord penser à l'existence possible de cette affection. Le plus souvent molle, élastique, comme si la peau était soulevée par des gaz sans toutefois qu'on puisse percevoir de crépitation, cette tuméfaction est quelquefois flasque et pâteuse ; très considérable parfois, d'autres fois nulle ou à peu près, enfin souvent elle prend une grande consistance au voisinage de la pustule et devient plus molle à mesure

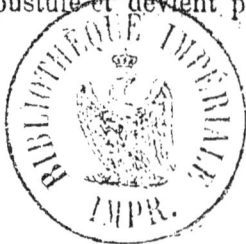

qu'on s'en éloigne. La peau qui la recouvre est tantôt pâle, tantôt rouge violacée, indices d'une grande gêne de la circulation.

Vésicules secondaires. — L'escharre est ordinairement environnée d'un cercle vésiculaire dont j'ai déjà parlé. Mais outre le cercle de vésicules, à une distance fort courte, on voit quelquefois se développer, à un intervalle de temps parfois assez long (plusieurs jours), des vésicules qui offrent tous les caractères de la vésicule première. Si la vésicule première était brune, celles-là sont brunes aussi. Le, escharres qu'elles recouvrent sont de même couleur, de même consistance que celle de la première vésicule. Elles sont évidemment dues à une même cause, à une large imprégnation des tissus par le même principe morbide, en un mot ce sont aussi des pustules malignes. On observe encore d'autres vésicules à une période avancée de la maladies quand la tuméfaction est considérable, à une distance quelquefois très grande du point primitivement affecté, on voit se développer des vésicules ou plutôt des bulles disséminées, renfermant toujours une sérosité claire et sous lesquelles on ne rencontre jamais d'escharre.

Vaisseaux lymphatiques et veineux. — J'ai dit que les vaisseaux lymphatiques formaient quelquefois des trainées rouges plus ou moins apparentes, et aboutissant à des ganglions douloureux et engorgés. Les vaisseaux lymphatiques ne sont pas les seuls à être affectés. MM. Raimbert et Maunoury citent chacun un cas où les veines étaient apparues sous forme d'un cordon pour l'un sombre et violâtre, pour l'autre bleuâtre. Dans un cas j'ai vu la veine radiale se dessiner simplement davantage, tandis que dans un autre cas une couleur rouge violacée indiquait le trajet des vaisseaux du bras, et sur ce trajet on sentait un cordon dur, très sensible à la pression ; les glandes de l'aisselle étaient engorgées. Ce symptôme, auquel on a paru attacher quelque importance, n'en a d'ailleurs aucune, tant au point de vue du diagnostic qu'à celui du pronostic.

Douleur. — On a beaucoup insisté sur l'absence de douleur dans les cas de pustule maligne. Il est vrai que le point malade est ordinairement peu ou point douloureux à la pression, mais il n'en est pas toujours ainsi. De plus, il existe souvent une douleur spontanée très vive, et dont il est difficile de préciser le siége, dans les parties environnantes.

Tels sont les symptômes sur lesquels j'ai cru devoir appeler l'attention.

Les observations suivantes sont destinées à appuyer les opinions que j'ai émises plus haut.

OBSERVATION II. — *Pustule maligne de la face débutant par l'œdème, apparition de la vésicule à la fin du troisième jour, escharre sous cette vésicule naissante, simptômes généraux, cautérisation, guérison.*

M. Brugnot, mercier, âgé de 30 ans, d'une bonne santé habituelle, blond, assez vigoureux, étant parti de grand matin pour la chasse le 16 octobre, éprouva peu après une sensation de tension de tiraillement dans la joue gauche, sans douleur, chaleur ni démangeaison. A son retour, vers midi, sa femme remarqua que la joue était tuméfiée et qu'il existait un peu au-dessus de la branche horizontale de la machoire à égale distance à peu près de l'angle de la machoire et du menton une très petite tache rouge indolente, sans saillie ni dureté. Le mardi 17, la tuméfection s'accrut et on appliqua sur elle des cataplasmes. Le 18, la tuméfaction avait encore augmenté, le malade avait perdu l'appétit. Dans la nuit du mercredi au jeudi, M. B. éprouva des défaillances, eut de fréquentes nausées et même des vomissements de matières glaireuses. Le jeudi matin 19, il me fait appeler. Il se plaint du mal de tête, il a toujours des nausées et des vomissements, il dit qu'il n'est point solide sur ses jambes, qu'il a des étourdissements. Le pouls est mou à 70, la langue large et blanche, la bouche mauvaise ; constipation. La joue gauche est tuméfiée, mais le petit point rouge qu'on m'avait signalé n'existe plus ; à sa place est un groupe de très petites vésicules naissantes incolores occupant un espace d'un centimètre et demi environ dans la plus grande largeur, irrégulièrement ovoïde. J'enlève l'épiderme de ces vésicules et je vois que la surface dénudée est partagée en deux parties : une partie centrale à peu près arrondie légèrement saillante, jaunâtre, dure, inégale, d'un peu moins d'un centimètre ; une partie enveloppante plus lisse, plus humide également jaunâtre. La partie centrale est insensible à la piqûre, la partie enveloppante ne paraît donner non plus que la sensation de tact général. Cette pustule est le centre d'un gonflement dur à son niveau, mou tremblottant plus loin. Il s'étend à la paupière inférieure et en bas jusqu'à la clavicule. Dans toute cette étendue la peau est uniformément pâle. Je remis à quelque temps la cautérisation. Trois heures environ après ce premier examen, toute la partie dénudée est devenue noire ; elle n'est point déprimée, elle n'est point entourée d'une auréole vésiculaire. Je constate de nouveau les symptômes généraux dont j'ai parlé ; la prostration, la titubation ont encore augmenté. Je fais alors sur l'escharre une incision cruciale, j'enlève ensuite les quatre parties qui partout sont très adhérentes ; au centre l'escharre paraît avoir envahi le derme dans toute son épaisseur ; puis je cautérise très fortement avec l'acide nitrique. Quelques instants après cette

cautérisation, le malade assure que les nausées, les étourdissements, la céphalalgie ont disparu ; la bouche seule est
toujours aussi mauvaise. Je revois le malade dans la soirée,
la joue a pris une teinte rosée, la partie dure qui porte la
pustule est douloureuse à la pression, la tuméfaction s'est
un peu étendue. (Traitem. limonade purgative.)

21. Le malade a la bouche moins mauvaise, l'état général est bon, la tuméfaction est moindre; quelques élancements douloureux dans différentes parties de la tête.

22. Autour de la partie cautérisée se voit un cercle rouge
très marqué. Les élancements ont disparu, la tuméfaction
a diminué, la langue est moins blanche, l'appétit renaît.
(Ong. de la mère, catapl.)

23. La suppuration apparaît. — Guérison rapide.

On doit remarquer dans cette observation : le début de
l'affection par l'œdème charbonneux, l'existence de l'escharre sous la vésicule naissante, la disparition immédiate
des accidents généraux après la cautérisation.

OBSERVATION III. — *Pustule maligne multiple. Escharres
n'occupant qu'une partie de l'espace recouvert par chaque
vésicule. Cinq cautérisations successives. — Guérison.*

Mme Tard, cultivateur, âgée de 55 ans, d'une bonne santé,
d'une forte constitution, habitant le hameau de Jallanges,
aida (12 juillet 1860) à dépecer une vache qui avait reçu
de nombreux coups de corne, et qu'on fut obligé d'abattre
à cause de ses blessures. Cette vache parut saine d'ailleurs et fut mise en quartiers pour être vendue et mangée.

Le 13, apparition d'une très petite tache brune à la face
palmaire de la première phalange du pouce droit sans aucun autre phénomène local ni général. Les jours suivants,
légère démangeaison au-dessus et au-dessous de cette tache
qui grandit.

Le 19, apparition à la face dorsale du même pouce, et toujours au niveau de la première phalange, d'un autre bou‑ton noir, et démangeaison assez vive en ce point.

Le 20, perte d'appétit et disposition à la syncope.

Le 21, la malade vient à l'hôpital. Elle porte à la face palmaire de la première phalange une phlyctène noire d'un centimètre de diamètre au plus, et à la face dorsale de la même phalange une petite phlyctène également noire, de la grosseur d'un très petit pois et rougeâtre à son pourtour. Léger gonflement du dos de la main ; la malade se plaint d'une douleur sourde le long du bras. Les deux phlyctènes ouvertes laissent échapper un liquide rouge, la surface dé‑nudée est rouge brun tomenteuse. En promenant le doigt sur elle on sent au centre un petit point dur qui apparaît dès qu'on a essuyé avec un peu de charpie cette surface hu‑mide. On voit alors une escharre tout à fait noire, un peu saillante, de la grosseur d'une forte tête d'épingle. J'enlève avec le bistouri chaque petite escharre et je cautérise toute la partie dénudée avec le nitrate d'argent.

21 soir. — Sensation de brûlure aux points cautérisés, douleur plus vive sur le trajet des lymphatiques, escharres grisâtres et dures, auréole vésiculaire autour de chacune d'elles. (Cautérisation avec l'acide nitrique sans ablation préalable des escharres.)

22. Traînées rouges le long de l'avant-bras, léger gon‑flement de celui-ci. Le gonflement s'étend au-dessus du pli du coude et est accompagné d'un peu de douleur. La veine radiale est saillante, elle n'était pas apparente auparavant, et elle ne l'est pas sur l'avant bras gauche. Les deux points cau‑térisés sont noirs, durs, insensibles. Il n'y a pas trace d'in‑flammation à leur pourtour. La perte d'appétit et la dispo‑sition à la syncope persistent.

23. Le gonflement de l'avant-bras, la douleur, les traînées rouges ont diminué, mais il y a toujours du gonflement à la face dorsale de la main. Autour des escharres l'épiderme est soulevé irrégulièrement par un liquide rouge brun, le derme en cet endroit est rouge foncé.

24. Le gonflement de la main a augmenté. Nouveau cercle vésiculaire en dehors de celui que j'ai détruit la veille. Il contient une sérosité rouge. L'épiderme paraît se soulever dans l'espace qui sépare les deux escharres. (Cautérisation de toutes les parties malades avec la pâte de Vienne, puis pansement avec charpie saupoudrée de poudre de Vienne.)

25. La malade se trouve extrêmement faible, nausées, dispositions à la syncope plus prononcées, pouls petit à 120. La main est plus tuméfiée et cette tuméfactisn s'étend de nouveau à tout l'avant bras, point de traînées rouges, point de douleur dans l'aisselle. Tout autour de l'escharre, l'épiderme est de nouveau soulevé par une sérosité rouge. Je chloroforme le malade et je cautérise au fer rougi à blanc toutes les parties malades ou suspectes. (Potion de quinquina 2 grammes), le soir l'appétit renaît, la disposition à la syncope a disparu ; le malade manifeste son bien-être.

26. Cercle rouge autour de la partie malade, quelques phlyctènes qui paraissent déterminées par l'approche du fer rouge. La veine radiale est toujours saillante. L'avant-bras et la main semblent diminuer de volume.

27. Le cercle rouge est douloureux et le 28 les vésicules sont devenues opaques ; elles contiennent une sérosité purulente ; le derme est rouge vif. Etat général excellent ; gonflement presque nul.

30. La suppuration commence autour de l'escharre.

Tout va bien jusqu'au 3 août ; mais alors l'épiderme de

la face palmaire de la dernière phalange du pouce paraît
soulevé par un liquide de couleur foncée, coloration rouge
brun sous l'ongle.

4. Ces accidents ont augmenté ; la main est tuméfiée ;
l'escharre déterminée par la cautérisation est entourée d'un
sillon purulent, mais plus en dehors il s'est formé de nouvelles vésicules qui toutefois ne paraissent pas de mauvaise
nature. Le pouls s'est accéléré, la malade a perdu l'appétit
quoique la langue soit bonne ; constipation, tendance à la
syncope. J'attribue une partie de ces symptômes aux crain-
tes qu'éprouve la malade.

5. Les symptômes généraux se sont aggravés ; envies
de vomir. La main est plus tuméfiée ; l'avant-bras et la
partie inférieure du bras offrent aussi de la tuméfaction et
celle-ci pâle est plus molle qu'à la main, douleur sourde
dans tout le membre (bien que le derme paraisse sain sous
les vésicules que j'ai ouvertes, je cautérise au fer rougi à
blanc à partir de ce point toute l'extrémité du pouce).

6. Une rougeur assez vive s'est manifestée au-dessus de
la partie cautérisée. La main, l'avant-bras et la partie inférieure du bras offrent le même gonflement, mais celui-ci
est plus ferme et s'accompagne d'une teinte rosée générale ; les accidents généraux ont disparu.

A dater de ce moment les accidents généraux ne reparaissent plus, les accidents locaux s'amendent.

La malade ne sort de l'hôpital qu'au mois de novembre,
n'ayant au lieu du pouce qu'un gros tubercule qui prit assez
de consistance pour être encore fort utile à cette femme.

J'appelle l'attention sur l'apparition successive et à de
longs intervalles de ces pustules malignes, sur leur forme
au moment de leur apparition ; l'escharre, voilée par le
corps muqueux infiltré qui l'environne, n'occupe pas toute

la base de la vésicule. La vésicule est persistante, l'escharre est noire. Dans d'autres observations on trouvera cette persistance de la vésicule avec d'autres variétés d'escharre.

OBSERVATION IV. — *Pustule maligne, escharre molle, voilée par le corps muqueux détaché. intéressant tout le derme sous la vésicule persistante. Deux cautérisations, guérison.*

Le 2 juillet 1864, vers le soir, la femme Forey, âgée de 75 ans, aperçut sur la face dorsale de sa main gauche une tache brune, dont le pourtour était le siége d'une vive démangeaison. Elle pensa, comme elle avait divisé le matin avec un couperet un os de veau, qu'elle avait pu sans s'en apercevoir se blesser légèrement avec un petit éclat d'os. Le lendemain, la main commença à enfler et il se forma une vésicule. Ce fut le 6 seulement que la malade vint me consulter. Il existait alors à la face dorsale de la main gauche, vers la partie moyenne du deuxième métacarpien, une vésicule flasque, blanchâtre, large comme une pièce de 20 centimes environ. Tout le dos de la main était violacé, tuméfié. L'épiderme paraissait prêt à se soulever pour former de petites vésicules. La tuméfaction était partout molle et pâteuse et s'étendait à la partie inférieure de l'avantbras. Perte d'appétit, constipation qui d'ailleurs est habituelle, langue blanche, large et humide, pesanteur de tête, pouls normal. J'ouvris la vésicule qui contenait une sérosité claire ; le corps muqueux détaché formait un détritus grisâtre qui cachait le derme sous-jacent. Ce dernier était déprimé, lisse, gris blanchâtre, insensible, intimement uni aux parties voisines. Cette escharre comprenait toute l'épaisseur du derme, elle était très molle, sous elle on voyait une veinule dont le sang était coagulé. J'enlève avec le bistouri tout ce qui est mortifié, puis je cautérise avec l'acide nitrique (Compresses imbibées d'inf. sauge et romarin.)

7. Même état général. Moins de tuméfaction à l'avant-bras. Point d'inflammation. Près de l'escharre, nouvelles phlyctènes petites et contenant un liquide clair. Elles recouvrent un derme sphacélé. Ces phlyctènes n'existent que du côté interne. J'enlève les parties insensibles ; il me semble alors que les bords de la plaie ont tendance à se décoller. Je cautérise avec l'acide nitrique en ayant soin de bien toucher sur les bords de la plaie le tissu cellulaire infiltré.

8. Très légère auréole vésiculaire. 9. Le liquide des vésicules est un peu purulent. La face dorsale de la main est gonflée, dure, rouge et douloureuse. Point encore de sillon d'élimination apparent.

11. Même état général. L'état local est aussi le même, si ce n'est que la partie cautérisée paraît se convertir en bouillie purulente. (Trait., compresses imbibées de décoction de quinquina. — Vin de quinquina.)

12. Toute l'escharre se détache, la main et l'avant-bras sont bien moins tuméfiés.

La malade éprouve moins de pesanteur de tête, l'appétit renaît.

13. On aperçoit au fond de la plaie des bourgeons charnus d'un beau rouge (p. simple.)

Je ne revois la malade que le 21, elle a eu, dit-elle, de la fièvre et elle a beaucoup souffert de la main. La plaie est en bonne voie de cicatrisation, mais il s'est formé au niveau des quatrième et cinquième métacarpiens un abcès que j'ouvre. La malade ne tarde pas à guérir.

Outre la persistance de la vésicule et l'escharre épaisse

qu'elle recouvre, je ferai remarquer les deux cautérisations successives. Ce n'est qu'à la seconde qu'une heureuse modification s'est prononcée.

OBSERVATION V. — *Pustule maligne du pouce. Douleur vive. Symptômes généraux survenant presque dès le début. Escharre comprenant toute l'épaisseur de la peau sous une vésicule persistante. Cautérisation, guérison.*

Barthélemi maréchal, âgé de 38 ans, jouissant habituellement d'une bonne santé, très vigoureux et très courageux, me fait appeler le 29 janvier 1863. Il souffre beaucoup du pouce droit depuis la nuit précédente. Il ne sait ce qui a pu causer cette douleur. Il ne s'est ni meurtri ni piqué, n'a pas touché d'animal malade si ce n'est un cheval atteint du crapaud qu'il a ferré il y a déjà plusieurs jours. Toutefois la douleur est très vive, très âcre ; elle s'étend à tout le membre supérieur sans que le malade puisse indiquer maintenant un point précis. Il n'y a de gonflement nulle part, point de traînées rouges le long du membre, point d'engorgement dans l'aisselle. Au pouce l'épiderme épais et noirci ne permet pas de voir s'il existe des signes d'inflammation. Le malade a le pouls fort accéléré, de la céphalalgie, il ne sait plus quelle place occuper ; il rapporte tout cela à la douleur. (Trait. : bain local prolongé, puis catapl. narcotique.)

30. Le malade dit qu'il n'a pu fermer l'œil de la nuit tant la douleur a été vive, qu'il a eu beaucoup de fièvre. Le pouls est petit à 130, la peau est chaude couverte de sueur en ce moment (la sueur revient à chaque instant), le malade a constamment des nausées, il vomit de temps à autre, il a des défaillances et ne peut se tenir assis sur son lit, la langue est blanche humide, soif qu'il n'ose satisfaire, en-

vies fréquentes d'uriner et urine peu abondante, un peu de diarrhée. La main est tuméfiée, mais la tuméfaction n'offre rien de remarquable. A la partie interne et extérieure du pouce on sent que l'épiderme est soulevé par un liquide. Une petite incision donne issue à une sérosité roussâtre. J'enlève l'épiderme : sous lui le derme est gris blanc, déprimé, insensible à la pointe du bistouri. Cette escharre elliptique, oblongue de haut en bas, occupe la partie moyenne et interne du pouce. Son plus grand diamètre est de 15 millim. environ. J'enlève autant que possible cette escharre qui occupe toute l'épaisseur de la peau, est médiocrement dure et intimement unie aux parties voisines, puis je cautérise fortement avec l'acide nitrique. (Trait. : compresses imbibées d'eau froide, à l'intérieur décoction de quinquina.)

31. Le malade a bien reposé toute la nuit. Le pouls est toujours faible, mais il n'y a plus de défaillances ni de nausées. Barthélemy a pu à diverses reprises boire du bouillon qu'il a très bien supporté, il a pu rester levé pendant qu'on réparait son lit. La main est plus tuméfiée que la veille, la partie inférieure de l'avant-bras l'est aussi un peu ; mais la douleur si vive qui occupait tout le membre a disparu. (Trait. : continuer les applications froides. — Quinquina, bouillon, potage, vin.)

1er et 2 février. L'amélioration continue.

3. Le sillon d'élimination est parfaitement formé, la suppuration est de bonne nature, le gonflement a beaucoup diminué, l'appétit vif, les forces renaissent. (Trait. : quinquina, nourriture substantielle, catapl. sur le pouce.)

5. On sent des craquements dans l'articulation phalangienne du pouce, suppuration abondante.

Le malade guérit rapidement mais avec une ankylose de l'articulation phalangienne du pouce.

Les remarques que je pourrais faire à propos de ce fait sont exposées dans le titre de l'observation.

OBSERVATION VI. *Pustule maligne de la main, escharre peu apparente quoique profonde. Accidents généraux graves. Trois cautérisations. Guérison.*

Bourgogne, âgé de 39 ans, d'une très bonne santé et d'une très forte constitution, est en ce moment domestique chez un marchand de charbon, mais habituellement équarisseur. Il dit n'avoir tué depuis quatre mois et n'avoir soigné depuis deux mois aucun animal. Toutefois, il habite une baraque en planches très malpropre et où il avait coutume de déposer des débris d'animaux. Pour lui, il attribue l'affection dont il est atteint à ce qu'il aurait frotté ses mains de sable pris devant l'établissement d'un maréchal et sur lequel sable stationnaient souvent des chevaux ânes ou mulets.

Quoi qu'il en soit, le 10 avril, vers le milieu du jour, Bourgogne éprouva une vive démangeaison à la main droite et remarqua plus tard, à l'endroit que j'indiquerai tout à l'heure, une vésicule qu'il perça et d'où sortit une eau roussâtre. Le lendemain mat'n 11, la main était un peu gonflée. Vers le milieu du jour, il ressentit des frissons, des maux de tête, un malaise général, ce qui le détermina à venir me consulter,

Etat actuel : œdème pâle élastique du dos de la main et de l'avant-bras sans induration aucune, vésicule inégale de 0,005 à 0,006 m de diamètre située entre les articulations métacarpophalangiennes du médius et de l'index. Elle renferme une sérosité claire et abondante. Le derme ni saillant ni déprimé est pâle ; le centre est plus grenu, plus jaunâtre, moins humide, Si on enfonce en ce point une épingle, le malade ne sent absolument rien, il n'y a pas de gouttelette de sang. Plus en dehors, la sensibilité est obtuse. (Trait : cautérisation avec l'acide nitrique sans incision préalable.)

12 matin. L'état de malaise n'a pas discontinué. Ce matin, nausées, vomissements de matières glaireuses, étourdissements ; le malade qui a voulu se lever un instant es tombé. Il éprouve de temps en temps des frissons, en tout temps une vive céphalalgie. Langue blanche, large ; constipation ; pouls mou à 100. L'œdème paraît avoir augmenté surtout vers le bord interne de la main. La partie cautérisée est noire et déprimée. Autour d'elle est une auréole vésiculaire contenant une sérosité claire et recouvrant un derme insensible. (Trait. : j'enlève les parties sphacélées. Ecoulement de sang assez abondant pour nécessiter un tamponnement momentané. Cautérisation avec l'acide nitrique. Compresses imbibées de décoct. de feuill. de noyer. Limonade vineuse, potages.)

12 soir. Une heure environ après la cautérisation, le malade a éprouvé des douleurs très vives au point cautérisé, douleurs accompagnées de céphalalgie et de hoquet. La céphalalgie a persisté aussi vive, le pouls est à 100, la peau est chaude, langue blanche et large ; point de nausées ni d'étourdissements. Une vésicule nouvelle contenant une sérosité claire et recouvrant un derme insensible s'est développée en arrière de l'escharre. Les côtés interne et externe de l'excavation sont aussi insensibles. La partie antérieure seule est au contraire très sensible. Jusqu'à l'escharre l'œdème est toujours mou et élastique, il occupe non-seulement la main et l'avant-bras mais encore le bras, surtout sur le trajet des vaisseaux et toujours avec les mêmes caractères. J'enlève tout de nouveau jusqu'au vif et e cautérise encore avec l'acide nitrique.

13 matin. La douleur de la main a disparu quelques instants après la cautérisation ; celle-ci est large et profonde. L'œdème a plutôt diminué qu'augmenté. Au dos de la main, il est plus ferme et la peau est plus colorée. Il a augmenté au bras et à l'avant-bras, mais il est moins tremblottant, le malade n'a pas eu de hoquet, de nausées ni d'étourdissements. La céphalalgie a diminué progressivement, quoi qu'il y en ait encore. Le pouls est à 88, la langue est moins blanche et très humide, mais il n'y a toujours pas d'appétit, constipation. (Trait. : ut suprà.)

13 soir. Pouls à 84 ; même état général d'ailleurs. La main et l'avant bras ont diminué de volume, le bras paraît plus gonflé. La peau de la main est au moins aussi colorée que le matin et est sensible à la pression.

14. Le malade va très bien, pouls 76. — La main et l'avant-bras sont entièrement dégonflés. Le bras est aussi tuméfié et présente au-dessous de l'aisselle une induration rouge foncé. Constipation opiniâtre. (Trait, : eau de sedlitz.)

15. Etat général toujours très satisfaisant. Le gonflement du bras seul persiste ainsi que l'induration signalée à sa partie supérieure. Une traînée rouge violacée sur le trajet des vaisseaux, et d'autant plus marquée qu'on approche plus de l'aisselle, se prononce davantage. (Cat. sur la partie cautérisée qui suppure et sur le bras.)

17. Le bras est presque entièrement dégonflé, l'induration de sa partie supérieure diminue.

Il ne se forme pas d'abcès près de l'aisselle comme je le craignais.

Le malade sortit de l'hôpital le 4 mai, alors que sa plaie n'était pas entièrement cicatrisée. Je l'ai revu depuis parfaitement guéri.

Qu'on veuille bien remarquer ici la forme de l'escharre, son peu d'apparence, et néanmoins l'insuffisance d'une forte cautérisation avec l'acide nitrique sans ablation préalable de l'escharre, puis la nécessité de cautérisations secondaires,

OBSERVATION VII. — *Pustule maligne de la main. Vésicule ombiliquée. Cautérisation, guérison.*

Ganthrey, habitant Bourguignon, charron, vint le 11 septembre au soir, me consulter au sujet d'un bouton qu'il portait à la main, 11 s'était aperçu, trois jours auparavant, qu'il avait un petit bouton brun un peu au-dessus de l'articulation métacarpophalangienne du pouce. Quoique ce bouton fut le siége d'une légère démangeaison, il y fit d'abord peu attention, mais le 11 septembre ce bouton s'étant beaucoup accru, une douleur brulante s'y faisant sentir, et la main s'étant tuméfiée, le malade inquiet vint me trouver. Il me raconta que, l'avant-veille du jour où le bouton parut, il avait dépouillé une vache morte du sang, que cette vache avait rendu du sang par la bouche et les naseaux.

Un peu au-dessus de l'articulation métacarpophalangienne du pouce. on voit une large vésicule d'un peu moins de 0,02 centimètres ombiliquée, remplie de sérosité sanguinolente, et présentant à son centre une escharre brune de la grosseur d'une très petite lentille. Cette escharre fait suite au derme de l'auréole. Celui-ci, dépouillé de son épiderme, a une couleur feuille morte, gris rougeâtre. Le dos de la main et une partie de l'avant-bras offrent une tuméfaction molle, la peau a une teinte pâle. Aucune ligne rougeâtre, point de ganglions dans l'aisselle, pas de symptômes généraux. Je cautérise avec l'acide nitrique non-seulement la partie centrale, mais encore l'auréole. Compresses imbibées de décoction de feuilles de noyer.

13. La tuméfaction a un peu augmenté, nouvelles vésicules autour de la partie cautérisée, elles contiennent une sérosité lactescente.

14. Un peu moins de tuméfaction, les vésicules ne se sont pas reproduites.

17. Escharre bien limitée par un sillon purulent, rougeur vive tout autour. Tuméfaction presque nulle. (Cataplasmes.)

22. L'escharre se détache. Je ne revois plus le malade.

Cette observation, ainsi que la suivante, n'offre d'intérêt qu'au point de vue de la forme qu'affecte la pustule maligne.

OBSERVATION VIII. — *Pustule maligne du bras, auréole sans vésicules. Cautérisation. — Guérison.*

Perrin voiturier, âgé de 28 ans, étant sur un grenier à foin le 27 juillet au matin, se sentit piqué au bras gauche qui était recouvert d'une manche de chemise. Cette piqûre très vive fut suivie de démangeaison et de chaleur ardente. Ce fut le 29 seulement que le malade s'aperçut que son bras enflait. Ce gonflement était toujours accompsgné de la même douleur et d'un état de malaise. Vers le soir du même jour, Perrin vint me consulter. Il présente à la partie supérieure et externe du bras gauche une escharre brune de 0,005ᵐ de diamètre déprimée, entourée d'une auréole d'un rouge violet sans aucune apparence de vésicules. Cependant sur celle-ci l'épiderme est intact. Le bras offre à ce niveau une induration qui se continue avec la tuméfaction plus molle qui l'entoure. L'escharre très dure, très sèche, très épaisse à son centre, plus mince sur ses bords où elle est intimement unie au derme environnant, donne à la coupe une teinte gris rosé. Je l'enlève complètement, et je cautérise avec l'acide nitrique la petite excavation qu'elle a laissée. Le malade a parfaitement guéri.

OBSERVATION IX. — *Pustule maligne de la région sous-maxillaire. Tumeur charbonneuse très douloureuse. Cau-térisation, guérison.*

Madame Pallegoix, âgée de 33 ans, habite Ruffey près Beaune. Son mari est à la fois cultivateur et boucher dans ce village.

J'étais allé le 28 août 1863 visiter un malade à Ruffey. Cette femme profita de ma présence dans son village pour me montrer un bouton qu'elle portait sous le menton et un peu à gauche et qui lui donnait quelque inquiétude.

On voit en effet à l'endroit indiqué une surface de 0,005 millim, noire, déprimée, humide, insensible, entourée d'une auréole pâle et surmontée de vésicules petites mais apparentes surtout en arrière. Ces vésicules contiennent un liquide un peu roux. Toute la région sous-maxillaire gauche est gonflée, dure, très douloureuse, sans changement de couleur à la peau. La joue gauche est gonflée aussi, mais molle et tremblottante. La malade me raconte que le lundi 24 août, elle avait ressenti une vive démangeaison au point affecté, qu'elle y avait aperçu une ampoule petite et noire, que cette ampoule avait persisté ainsi que la vive déman-geaison jusqu'à ce qu'elle eut ouvert l'ampoule d'où sortit un liquide rougeâtre ; qu'alors survint un gonflement dou-loureux qui augmenta peu à peu. Dans la nuit du 27 au 28 ce gonflement avait beaucoup augmenté et était devenu extrèmement douloureux.

Depuis ce matin 28, la malade a constamment des nau-sées, elle a vomi quatre ou cinq fois, elle est toujours près de tomber en syncope, elle ne peut rester debout parce que sa tête tourne, et une chute serait inévitable si elle voulait persister à rester debout. Elle ajoute que le 23 août, une vache qui avait été battue et gravement blessée dans le troupeau, avait été tuée, dépouillée et mise en quartiers par M. Pallegoix, et avait été vendue par elle.

J'emmenai immédiatement cette femme à la ville dans ma voiture. J'incisai l'escharre et j'enlevai chacune des parties. Humide à sa surface cette escharre est dure, sèche et jaunâtre à la coupe, bien plus épaisse au centre qu'à la circonférence. Puis je cautérisai fortement avec une boulette de charpie imbibée d'acide nitrique. Après la cautérisation, les nausées, les syncopes disparurent et la malade put retourner à pied à son domicile distant de 6 kilom.

29. Toute la partie cautérisée est noire et dure. Quel· ques vésicules très petites près du menton, elles paraissent de bonne nature. La joue a diminué de volume. la région sous maxillaire est dans le même état. Langue humide et un peu blanche. La malade d'ailleurs se trouve très bien.

30 soir. L'escharre n'a pas encore tendance à s'éliminer. La joue est à peu près à l'état normal. Le gonflement sous-maxillaire a diminué d'étendue, c'est-à-dire, que restant toujours dure il s'est circonscrit.

1er septembre. Le cercle d'élimination est bien marqué, il suppure. Je ne revois la malade que beaucoup plus tard et bien guérie.

Je ferai remarquer dans cette observation la douleur très vive de la tumeur charbonneuse et l'action rapide et complète de la cautérisation sur les symptômes généraux, qui dans ce cas étaient parfaitement développés.

OBSERVATION X. — *Pustule maligne du cou, accroisse-
ment de l'œdème après la cautérisation. Longue persistance de la tumeur charbonneuse. — Guérison.*

Lharmonnier, âgé de 31 ans, manouvrier habitant Ruffey,
entre à l'hôpital de Beaune le 18 septembre 1861. Cet
homme raconte qu'il a depuis le 16 un petit bouton sur le
cou, que ce bouton d'abord indolent est depuis le 17 le
siége d'une douleur brulante, que la fièvre survint également le 17. Il ne sait à quoi attribuer ce bouton ; cependant il ajoute qu'il y a dans son village des vaches malades
du sang et qu'il en a dépouillé une il y a trois semaines. Il
a habituellement le cou nu.

On voit sur la partie latérale gauche du cou à 4 centimètres au-dessous de la mâchoire inférieure un bouton noir
plat déprimé de 0,007 millimètres de diamètre. Il est entouré d'une auréole vésiculaire peu large ; les vésicules petites contiennent une sérosité brune. Tout le côté gauche
du cou, la partie inférieure de la joue gauche et la partie
supérieure gauche de la poitrine jusqu'à 7 centimètres du
mamelon sont tuméfiés. Cette tuméfaction, très élastique à
la partie inférieure de la joue et à la partie supérieure de
la poitrine surtout, est dure près de la pustule, douloureuse à la pression nulle part. Le pouls est à 104 assez
large et mou, la langue blanche ; céphalalgie légère. D'ailleurs point d'étourdissements, de nausées, ni de tendances
à la syncope. (J'enlève avec le bistouri la petite escharre
qui est très épaisse à son centre, sèche, dure, très adhérente aux parties voisines, brune à la coupe, mais moins
foncée qu'à la surface, puis je cautérise fortement la plaie
avec l'acide nitrique. Je cautérise aussi l'auréole dépouillée
de son épiderme. Compresses imbibées de décoct. de feuil.
de noyer.)

18 soir. Le malade n'a plus la sensation de brulure. La tuméfaction s'est beaucoup étendue. Elle a gagné le reste de la joue gauche, la paupière gauche, la joue droite, le côté droit du cou, e'le a augmenté à la poitrine.

19. L'état général s'est amélioré. La céphalalgie est bien moindre, le pouls à 88. Constipation. Le malade dit que depuis deux jours il éprouve des frissons vers neuf heures du matin et des sueurs pendant la nuit. La tuméfaction est absolument la même que la veille. (Eau de sedlitz, pansement id.)

20. Pouls à 84. Le gonflement a disparu à la joue droite, et a beaucoup diminué à la poitrine. Il est dur à la partie inférieure de la joue gauche et toujours le même dans la région sous-maxillaire. (Sulf. de quinine 0,50 centigr. — pansement id.)

21. Pouls à 72. - 22. Pouls à 68. L'appétit renaît, le gonflement disparaît tout à fait à la joue gauche et à la poitrine. Cercle purulent autour de l'escharre.

7 octobre. L'escharre n'est point encore détachée. Tumeur ovoïde et dure sur laquelle elle repose. — 12. L'escharre est tombée et la plaie se rétrécit. — 14. La plaie est petite, mais la tumeur charbonneuse est toujours volumineuse ; le malade veut retourner chez lui.

Au contraire de ce qui est arrivé dans le cas précédent, ici la tumeur charbonneuse était tout à fait indolente. Elle a été remarquable par sa persistance. Je noterai aussi dans ce fait l'augmentation considérable de l'œdème après la cautérisation, ce qu'ou rencontre d'ailleurs quelquefois sans qu'on doive pour cela porter un pronostic fâcheux.

OBSERVATION XI. — *Pustule maligne de l'avant-bras.*
Vésicules secondaires nombreuses et largement disséminées.
Débridements larges et cautérisation. Mort.

Boussard André, âgé de 33 ans, manouvrier, mais travaillant depuis quelque temps chez un tanneur, vint chez
moi le 24 août au soir pour me consulter au sujet d'un
bouton qu'il portait au bras droit depuis trente six heures
environ, et dont il avait conçu quelque inquiétude. Ne
m'ayant point rencontré et n'éprouvant d'ailleurs aucune
douleur, il ne jugea pas utile de revenir plus tard comme
on le lui avait conseillé. Le 25 août 1858, je le trouvai
alité et dans l'état suivant :

Sur la partie externe antérieure et moyenne de l'avant-
bras droit est une plaque brune irrégulièrement circulaire,
déprimée, de la largeur d'une pièce de 50 centimes au
moins, dure et insensible. Elle est entourée d'une auréole
large pâle, surmontée de vésicules inégales qui contiennent
un liquide séreux. La main, le bras, l'avant-bras sont énormément tuméfiés. Cette tuméfaction s'étend au cou à la
face et à la région mammaire du même côté. La peau pâle
laisse voir sur le bras des places violacées. Au bras et jusque sous la clavicule droite de larges vésicules ou plutôt
des bulles contenant une sérosité claire recouvrent un
derme rose pâle et non gangrené. Le malade est abattu, sa
voix est faible, le pouls petit est très accéléré, la respiration est anxieuse et cependant le malade dit n'être pas oppressé. Il a des tintements d'oreilles, des vomissements
fréquents et jaunâtres. La soif est excessive quoique la
langue ne soit pas sèche mais au contraire large et colorée
par la matière des vomissements. Urine rare et rouge. J'enlève l'escharre, je débride largement et dans tous les sens

Le tissu cellulaire épaissi infiltré laisse couler une sérosité sanguinolente, il ne s'affaisse pas. Je cautérise toutes ces incisions avec des fers rougis à blanc, pansement avec des compresses imbibées de décoction de quinquina. Potion éthérée, limonade vineuse, bouillons.

26. Etat stationnaire, quelques vésicules autour des parties cautérisées.

26 soir. L'œdème a augmenté à la face, au cou et à la poitrine. Difficulté très grande pour avaler, oppression extrême. — 27. Le malade a eu du délire toute la nuit. Il est maintenant dans un état collapsus complet, le ventre est ballonné, la respiration stutoreuse, le pouls insensible. L'agonie se prolonge jusqu'à 6 heures du soir.

Je rapporte ce fait au point de vue des vésicules secondaires, en même temps je le cite comme un exemple de pustule maligne à marche rapide et singulière. Par lui on voit combien il est utile d'intervenir promptement et énergiquement dans cette affection, qui malgré sa gravité peut laisser pendant un certain temps malade et médecin dans un état de sécurité dangereux.

OBSERVATION XII. — *Pustule maligne de la main. Escharre large et sur le même plan que les téguments voisins. Point d'auréole vésiculaires. Vésicules secondaires. Mort.*

Le 1ᵉʳ octobre 1854, on vint me prier d'aller visiter le lendemain matin la veuve Thénard cultivateur, habitant le hameau de Sallanges. Cette femme, me dit-on, avait mal au pouce depuis quelques jours. A mon arrivée, j'appris, non par la malade qui était dans l'impossibilité de me donner aucun renseignement, mais par ses parents, ce qui suit : le 24 ou le 25 septembre, la veuve Thénard vit apparaître une ampoule noirâtre d'abord très petite et qui ne lui causait aucune douleur. On m'apprit aussi qu'elle avait une vache qui portait au pis un bouton aujourd'hui guéri, et que la malade soignait elle-même. Le 1er octobre, soit que la malade commençât à souffrir ou plutôt ressentit quelques symptômes généraux, soit qu'elle s'inquiétât, elle m'envoya chercher. Voici dans quel état je la trouvai :

L'éminence thénar gauche est occupée par une escharre grise, irrégulièrement quadrilatère, s'étendant à la partie supérieure du pouce en avant et un peu en arrière. Elle n'est point entourée d'une auréole vésiculaire, se continue sans ligne de démarcation autre que la couleur avec les téguments voisins et soulevée comme eux se trouve sur le même plan qu'eux. Tout le membre supérieur pâle tuméfié est sillonné de quelques lignes rougeâtres ; des vésicules larges, peu nombreuses sont disséminées sur lui. Le ventre est tympanisé, la respiration courte suspirieuse, le pouls inégal très accéléré à peine perceptible au bras droit. Tout le corps est gonflé, mais le côté gauche est encore en saillie. La face est cyanosée, les yeux brillants peu sensibles à la lumière, la pupille dilatée. Cette femme succomba dans la nuit. (La vache qui portait la cause probable de l'affection a guéri.)

Ainsi à la période ultime de l'affection comme à son début, l'escharre peut être sur le même plan que les parties qui l'avoisinent.

DIAGNOSTIC

Comme on a pu le voir par ce qui précède, on a de nos jours regardé comme pathognomiques de la pustule maligne, certains symptômes qui ne le sont pas et qui n'ont

presque d'importance que par leur ensemble, par la physionomie qu'ils donnent à la maladie. On a d'autre part
jeté du doute sur son signe spécial. J'ajoute maintenant
qu'on a étendu outre mesure le cercle des affections avec
lesquelles on a cru devoir la comparer, pour en établir le
diagnostic différentiel. Enaux et Chaussier disaient avec
plus de vérité : « Quand la pustule maligne est parvenue à
la fin du deuxième période, son caractère est trop frap-
pant pour la méconnaître ; mais dans les premiers instants
on pourrait s'y tromper. » Toutefois, je trouve cette opinion
beaucoup trop absolue : d'un côté, quand la pustule maligne a passé la période vésiculaire, l'absence de certains
symptômes peut nuire à sa physionomie si frappante habituellement ; d'un autre côté certains symptômes plus ou
moins semblables aux siens, et appartenant à d'autres affections, peuvent se grouper de manière à simuler une pustule maligne. Mais l'escharre charbonneuse avec les caract-
tères si tranchés qui lui sont propres doit toujours par sa
présence ou son abscence lever toute incertitude. J'ai rapporté dans ma première observation un cas de fausse pustule maligne, en voici un second où l'on rencontre une escharre véritable mais différant de l'escharre charbonneuse.

OBSERVATION XIII. — Jean V. âgé de 42 ans, garçon d'é-
curie dans une auberge, est un homme grand et fort, assez
bien portant, mais cependant atteint de couperose.

Le 29 septembre soir 1865, il ressentit un violent mal
de tête avec sensation de brulure sur le front et sur une partie
du cuir chevelu. Il avait un malaise général, de la fièvre.
Comme cet état persistait, Jean V. m'envoya chercher le
2 octobre matin. Je constatai alors un état fébrile marqué.
Le malade se plaignait encore de céphalalgie et de brule-

ment au front. A la partie droite et supérieure du front on
remarquait des vésicules transparentes, inégales, formant
un groupe de 5 à 6 centimètres environ, envahissant le
cuir chevelu et ne dépassant pas la ligne médiane.

3 octobre. Des vésicules nouvelles au-dessous des pre-
mières, nouveau groupe vésiculeux à la région temporale.

4 octobre matin. Au milieu du premier groupe de vésicules escharre noire, déprimée, oblongue, d'un centimètre
au plus dans son grand diamètre. La vésicule à laquelle elle
a succédé n'a point été déchirée. Si on enfonce une épingle
dans cette escharre, à son centre, la douleur se manifeste
promptement ; on voit ainsi que l'escharre est très mince et
également mince.

4 soir. Plusieurs vésicules du premier groupe et quel-
ques-unes du second sont remplacées chacune par une escharre identique à la première, excepté sous le rapport du
diamètre qui varie. D'ailleurs le malade va bien. — Toutes
ces escharres se sont détachées seules, et sous elles la caca-
trisation s'était effectuée.

Après plus de trois ans, les cicatrices sont toujours fort
apparentes. Elles sont blanches et déprimées.

L'affection dont Jean V. était atteint était évidemment
un zona de la face. Les parties noires déprimées n'étaient
point de simples croûtes, puisqu'elles ont laissé des cicatrices indélébiles ; les cicatrices ne sont point dues à une
ulcération qui n'a pas existé. Les parties noires étaient bien
des escharres.

Une escharre entourée de vésicules, survenant surtout chez
un garçon d'écurie, pouvait faire penser qu'on avait affaire à
une pustule maligne. Mais cette escharre était superficielle
mince et également mince partout, différente en cela de
l'escharre charbonneuse qui, débutant par le derme, a tou-

jours une certaine épaisseur surtout à son centre, et j'insiste sur cette différence qui est très marquée.

C'est à propos de faits anormaux de ce genre, qu'il peut y avoir hésitation momentanée dans le diagnostic, incertitude bientôt dissipée.

Quand elle est à l'état vésiculeux, la pustule maligne n'a pas une physionomie aussi bien dessinée. Lorsqu'elle est grise ou brune surtout, elle pourrait être confondue avec une pustule phlyzaciée d'ecthyma mais c'est plutôt la la pustule phlyzaciée d'ecthyma qu'on voit souvent prendre pour une pustule maligne. J'ai été plusieurs fois témoin de cette erreur de diagnostic, et j'ai recueilli un assez grand nombre d'observations de ce genre de pustule chex des malades qui m'avaient été adressés comme atteints de pustule maligne ; j'en rapporterai quelques exemples.

OBSERVATION XIII. — *Fausse pustule maligne* (pustule phlyzaciée d'ecthyma.)

Veuve Carriot, jardinière âgée de 47 ans, jouissant d'une bonne santé, ressentit le 3 février au soir près de l'articulation radiocarpienne en arrière, une vive démangeaison. Elle humecta plusieurs fois avec de la salive l'endroit indiqué et finit par y apercevoir une tache rose. Celle-ci se recouvrit un peu plus tard d'une petite vésicule brune. La démangeaison fit place à une sensation de douleur brulante qui se prolongeait jusqu'à l'aisselle. Le 5 au matin, cette femme ouvrit avec une épingle la vésicule dont elle vit sortir un liquide légèrement coloré. A neuf heures, elle vint à la consultation de l'hôpital. La vésicule qui ne contient plus de liquide et présente à son centre une petite ouverture, est maintenant blanchâtre, entourée d'une auréole violacée. L'épiderme enlevé, on voit que la partie dénudée est grise, molle, pulpeuse au centre, rouge à son pourtour. Elle est partout très sensible. (Pansement avec onguent de la mère et cataplasme.)

6. La douleur a beaucoup diminué, la partie grise s'enlève et laisse voir le derme rouge vif non ulcéré.

OBSERVATION XIV. — *Fausse pustule maligne. Pustule phlyzaciée d'ecthyma accompagnée d'œdème élastique.*

Le 17 mars 1868, Martenot, âgé de 60 ans, marchand de faïence, étant en chemin de fer éprouva vers midi une vive démangeaison à la face dorsale de la main droite. Bientôt, il vit entre le deuxième et le troisième métacarpien près des phalanges, une très petite vésicule brune. Cette vésicule qui lui causa beaucoup d'inquiétude devint le siége d'une sensation de brulure qui ne tarda pas à gagner l'avant-bras. A sept heures du soir il vint me consulter.

Je vois à l'endroit indiqué une vésicule de 0,005 millim. de diamètre peu tendue, très brune, avec gonflement mou et élastique du dos de la main. Je déchire la vésicule d'où s'échappe un liquide roux. La surface dénudée blanchâtre au centre, rouge au pourtour est très sensible à la piqûre. (Catap. de fécule.)

18. Martenot est toujours très inquiet parce que le gonflement élastique persiste; il me semble pourtant diminué. Il disparaît les jours suivants sous l'influence d'applications d'eau blanche.

OBSERVATION XV. — *Fausse pustule maligne. Pustule phlyzaciée d'ecthyma avec induration de la base de la pustule.*

La femme Maupied, âgée de 60 ans, cultivateur, vint le 4 avril à l'hôpital pour me montrer une vésicule de 0,008 millimètres de diamètre situ.ée à la face dorsale de la main droite près de son bord interne. Cette vésicule bleuâtre, peu tendue, contient un liquide roux, ne paraissant point du tout purulent. J'enlève l'épiderme ; le fond légèrement saillant et dur est grisâtre et pointillé ; il est très sens'ble partout. La main un peu gonflée est engourdie, mais la partie dénudée est le siége d'une douleur brulante. (Cataplasme de fécule.)

Le malade guérit en quelques jours.

Observation XVII. — *Fausse pustule maligne. Pustule phlyzaciée d'ecthyma paraissant à son début le résultat d'une piqure d'insecte.*

Marie Garnier, âgée de 3 ans, m'est amenée le 23 juillet. Le père de cette enfant est aubergiste, il a plusieurs chevaux et est voisin d'un maréchal. La mère aperçut hier à la face dorsale de la main droite de l'enfant, un bouton semblant résulter d'une piqure de mouche. Aujourd'hui, la main et la partie inférieure de l'avant-bras offrent une tuméfaction molle élastique. Au niveau du deuxième métacarpien on remarque une vésicule brune, irrégulière, de la largeur d'une grosse lentille ; celle-ci est entourée d'une auréole blanchâtre mal limitée et peu prononcée. Elle contient une sérosité claire. Le corps muqueux grisâtre et détaché cache le derme qui est rouge et très sensible. (Trait. : compresses imbibées d'eau blanche.) Je revois l'enfant le soir. La main paraît déjà moins tuméfiée ; mais on remarque sur la main gauche un gonflement semblable à celui de la droite et au milieu un bouton semblable à celui que produit la piqure du cousin.

24. L'avant-bras droit n'est plus tuméfié, la main l'est encore un peu, la vésicule est en voie de dessication. La

face dorsale de la main gauche est très tuméfiée, très tendue. A la place occupée par le bouton, on voit une petite vésicule très brune à son centre, blanche et mal limitée à ses bords. J'enlève l'épiderme : sérosité claire, derme rouge violacé très sensible. (Eau blanche.) — Guérison rapide.

Quand la base de la pustule est d'un rouge vif, il n'y a pas à hésiter, on n'a point affaire à une pustule maligne. Mais au contraire quand elle est grisâtre, pulpeuse, rouge livide, lorsque le corps muqueux détaché voile ce fond, il faut rechercher avec soin l'escharre. Dans la pustule maligne même à l'état vésiculeux, même lorsque la vésicule est tout à fait récente, l'escharre charbonneuse, avec ses caractères propres, sa forme et sa continuité avec les parties voisines, est toujours là pour confirmer le diagnostic.

Ainsi la physionomie si frappante de la pustule maligne fournit les probabilités de son existence, l'escharre en donne la certitude. Après cela, je crois inutile de passer en revue dans un tableau comparatif toutes les affections vésiculeuses, pustuleuses ou gangréneuses.

Je viens de dire qu'il est facile d'établir le diagnostic de la première forme du charbon externe, de la pustule maligne proprement dite. Je n'en dirai pas autant de la deuxième forme, de l'œdème charbonneux. Tant qu'il n'a pas revêtu les autres caractères de la pustule maligne, tant que l'œdème existe seul on ne peut avoir que des probabilités plus ou moins grandes, mais on ne peut porter un diagnostic sûr.

PRONOSTIC

Quel doit être le pronostic du charbon externe abandonné à lui-même ?

Jusqu'à nos jours la pustule maligne a été regardée comme une maladie très grave toujours, se terminant par la mort dans la grande majorité des cas, lorsqu'elle n'est pas traitée convenablement et en temps utile. Mais aujourd'hui on semble prendre à tâche de jeter sur ce point, comme sur tant d'autres, une incertitude funeste. Trois médecins de la Beauce ont, à quelques années d'intervalle, émis chacun une opinion différente ; en 1857, M. le docteur Babault, médecin à Angerville écrivait : « Suivant nous, la terminaison de la pustule maligne, lorsqu'elle n'est pas soignée, est toujours la mort. » Dans son *Traité des maladies charbonneuses* publié en 1859, M. Raimbert de Châteaudun dit : « Abandonnée à elle-même, la pustule maligne est presque toujours mortelle. » Enfin dans son dernier ouvrage en 1861, M. Bourgeois d'Etampes « croit pouvoir affirmer que chez nous au moins, supposant qu'aucun traitement actif ne soit fait, c'est à peine si un tiers des cas serait mortel, et la proportion favorable serait encore bien plus grande dans certaines années et pendant certaines épizooties. »

Enaux et Chaussier pensaient que, dans certains cas exceptionnels, les seules forces de la nature pouvaient suffire à la guérison. Plusieurs observations de MM. Raimbert et Putégnat de Lunéville viennent confirmer cette opinion. Je ne citerai pas à l'appui l'observation IX de M. Bourgeois. Rien ne prouve dans cette observation, que M. Bourgeois donne à la fois comme un exemple de pustule maligne sans escharre et de guérison spontanée, qu'il ait eu affaire à une véritable pustule maligne. Quant à la manière de voir de ce médecin sur la terminaison de la maladie, je crains qu'elle n'ait été influencée d'une part par des succès obtenus au moyen de traitements insignifiants, en apparence du moins ; d'autre part par l'idée qu'il se fait de la cause des symptômes généraux et de l'action de la cautérisation sur eux. Quoi qu'il en soit, M. Bourgeois n'a jamais observé la guérison dans des cas qui n'auraient été soumis à aucun traitement ; l'eût-il observée, qu'il lui serait impossible de résoudre, même approximativement, la question de proportion. Son appréciation fondée sur le vague du sentiment ne peut suppléer à l'autorité des faits, ni prévaloir contre l'opinion presque unanime des praticiens. Aussi, quant à moi qui n'ai jamais vu de guérison spontanée, il me semble plus prudent de dire comme par le passé : les cas de pustule maligne observés jusqu'ici, et qui n'ont pas été soumis à un traitement plus ou moins énergique, se sont terminés presque toujours par la mort.

Les exemples de guérison spontanée sont trop peu nombreux pour qu'on puisse dire si telle ou telle variété de symptômes, si l'âge, si le sexe, si l'état atmosphérique etc., ont une influence sur la terminaison. Ils m'ont paru n'en exercer aucune sur la marche de la maladie qui tantôt a été longtemps bénigne, tantôt a été foudroyante au bout de quelques heures, sans qu'il ait été possible de saisir la cause de cette différence. Disons toutefois que plus l'individu est vigoureux, plus on est près du début de la maladie, toutes choses égales d'ailleurs, plus on a de chance d'obtenir par un traitement approprié une heureuse terminaison.

Excepté aux paupières, où il revêt promptement les autres caractères de la pustule maligne et où, grâce peut être à des dispositions anatomiques spéciales qui dans d'autres maladies influent aussi sur le résultat final, il peut se terminer d'une manière relativement favorable, l'œdème charbonneux s'est toujours terminé par la mort. Deux cas cependant font exception : le premier appartient à M. le docteur Anthoine de Châteaudun, cité par MM. Bourgeois et Raimbert, le second fait le sujet de ma deuxième observation. Dans le fait rapporté par M. Anthoine, comme dans le mien, de petites vésicules recouvrant probablement une escharre étaient venues révéler le point où devait être appliqué le remède; le résultat fut heureux. Ainsi l'apparition de ce genre de vésicules doit, selon toute apparence, faire porter un pronostic moins fâcheux.

ANATOMIE PATHOLOGIQUE

Jusqu'au moment où parut l'ouvrage de M. Raimbert, l'anatomie pathologique du charbon externe de l'homme n'avait point été faite. On pouvait espérer qu'elle jetterait sur plusieurs points une vive lumière. Il n'en fut rien. Si elle n'a pas donné lieu à de nouvelles incertitudes, elle est bien loin d'avoir dissipé celles qui existaient.

Les parties primitivement affectées offrent, légèrement modifiées après la mort, les lésions qu'on a observées pendant la vie. Au-dessous de l'escharre le tissu est ordinairement dense, dur, gorgé de sang ; dans les parties œdématisées, on trouve une infiltration séreuse, jaunâtre, rougeâtre ou brune : la peau violacée ou pâle est terne; s'il existait des vésicules secondaires, le fond en est violacé.

Les cadavres ordinairement très tuméfiés, boursoufflés par des gaz se décomposent rapidement. Le sang noir et fluide a subi une altération profonde dont les lésions des autres organes ne sont qu'une conséquence plus ou moins immédiate. La rate est ordinairement volumineuse et amollie. La plupart des parenchymes sont congestionnés surtout dans leurs parties déclives; les séreuses contiennent plus ou moins de sérosité rougeâtre ; les muqueuses

friables sont soulevées çà et là par des infiltrations sanguines ou gazeuses. Mais il est une lésion sur laquelle on a,
dans ces derniers temps surtout, particulièrement appelé
l'attention. Elle consiste en un nombre plus ou moins considérable de petites tumeurs brunes ou noires, siégeant
dans le tube gastro-intestinal, mais plus spécialement dans
l'intestin grêle. Ces tumeurs sont formées par de petites
infiltrations sanguines, par de petits épanchements san-
guins. Elles peuvent se ramollir, s'ulcérer et entraîner la
perforation de l'intestin. Plusieurs médecins ont voulu voir
dans ces tumeurs de véritables pustules malignes, opinion
contre laquelle protestent la plupart des praticiens qui ont
été le plus souvent appelés à traiter l'affection charbonneuse de l'homme. Ces tumeurs diffèrent complètement en
effet de la pustule maligne par leur composition et leur
marche ; elles sont formées par du sang, elles s'enflam-
ment, se ramollissent et s'ulcèrent. Elles sont une manifestation secondaire sur l'intestin de l'altération particulière
que subit le sang dans le charbon externe. Deux observations publiées par M. le docteur Gaujot trouveraient ici
leur place. Elles offrent un grand intérêt tant par la marche
comparative que l'affection a suivie et les lésions différentes
qu'elle a déterminées, que par les conséquences qu'on en
peut tirer.

Dans les deux cas, la pustule maligne a pour siége la
joue gauche. Pour le premier malade, malgré un traitement énergique, mais point tout à fait rationnel à mon avis,
les accidents généraux persistent et s'aggravent, et le malade succombe quinze jours après la maladie. A l'autopsie,
on ne trouve, à part les lésions se rapportant à la maladie
locale et au traitement, que la rate volumineuse et dif-
fluente. Quand au second malade, voici le résumé de son

observation : un militaire atteint de pustule maligne, le 17
août, éprouva des accidents généraux le 20, fut cautérisé
le 21, vit aussitôt après la cautérisation ces accidents généraux disparaître, se porta très bien du 21 au 30, éprouva
le 30 des symptômes de péritonite qui s'aggravèrent le
1er septembre, donna successivement le 2 et le 3 des signes
d'étranglement interne et de perforation intestinale, et succomba dans cette journée du 3. A l'ouverture du corps,
M. Gaujot trouva environ 40 plaques noires. Deux d'entre
elles s'étaient ulcérées, avaient perforé l'intestin et déterminé les symptômes propres à cet accident mortel.

Voici les réflexions que m'a inspirées la lecture de ces
deux faits : dans le premier il eut mieux valu, je crois, avant
de pratiquer des mouchetures, des incisions et des cautérisations, enlever complètement l'escharre. L'affection d'ailleurs était trop étendue pour qu'on pût beaucoup espérer
un succès. Dans le deuxième traitement on a parfaitement
réussi ; mais l'affection charbonneuse qui s'était déjà ré-
vélée par des accidents généraux avait pu déterminer une
affection secondaire qui a continué sa marche et déterminé
la mort. Ne voit-on pas dans la convalescence de certaines
maladies les sujets succomber à des affections secondaires
analogues ?

Mais quelles conséquences peut-on tirer de ces deux faits ?

C'est d'abord que le malade peut succomber sans qu'aucune soi-disant pustule maligne interne se soit développée,
ce qui était déjà parfaitement connu ; et c'est aussi que de
soi-disant pustules malignes internes peuvent exister au
nombre de quarante dans le tube digestif sans déterminer
les symptômes généraux de l'affection charbonneuse.

La seconde observation vient ajouter un nouvel élément
d'appréciation à ceux que l'on avait déjà pour déterminer

la nature de ces petites tumeurs intestinales. Non-seulement elles ne sont point formées comme la pustule maligne, elles ne suivent point la même marche qu'elle, mais encore elles peuvent exister au nombre de quarante sans déterminer les symptômes généraux de l'affection charbonneuse ; ce ne sont donc point des pustules malignes.

ÉTIOLOGIE

L'étiologie est un des points les plus confus de l'histoire de la pustule maligne. Cette confusion tient à ce qu'on a admis, sans les contester, sans les critiquer, toutes les causes qu'il a plu à différents auteurs de donner, à ce qu'on s'est servi de leurs assertions et de leurs hypothèses pour en appuyer de nouvelles, cherchant ainsi à combler des lacunes que l'on rencontre nécessairement dans toute étiologie.

C'est presque exclusivement et peut-être exclusivement aux herbivores qu'a été dévolu le triste privilège de donner naissance au principe du charbon. Comme causes prédisposantes et chez eux, on a énuméré d'une manière générale toutes les mauvaises conditions hygiéniques ; j'en citerai une seule, le séjour, pendant les chaleurs de l'été, dans les lieux bas, humides, marécageux ; c'est à peu près seulement dans notre plaine arrosée par de petits cours d'eau formant de loin en loin de véritables marais et où l'on trouve encore des mares remplies d'eau bourbeuse et quelquefois croupie, que j'ai observé des pustules malignes. Autrefois, avant que les cours d'eau fussent plus ou moins régularisés, elles étaient extrêmement fréquentes ; elles ont beaucoup diminué de nombre depuis que des travaux d'assainissement ont été exécutés.

Transmis par l'animal malade à un autre, le principe charbonneux donne lieu à une affection toujours générale, toujours identique au fond, comme l'ont démontré les expériences de la société d'Eure-et-Loir, mais variant dans ses manifestation sou dans ses dénominations, selon l'espèce à laquelle appartient l'animal.

Au contact de ces animaux atteints du charbon, à celui de leurs dépouilles, l'homme contracte une affection charbonneuse essentiellement locale d'abord, puis s'accompagnant bientôt d'accidents généraux ; cette affection charbonneuse est la pustule maligne. Comme l'a dit le premier M. Bourgeois, il n'est pas toujours nécessaire que les animaux soient frappés d'une affection charbonneuse pour transmettre le charbon à l'homme. Souvent des animaux surmenés, battus dans le troupeau, atteints d'une affection insignifiante en apparence, paraissant tout à fait sains quelquefois, recèlent le principe morbide dont ils n'ont pas encore senti ou dont ils ne sentiront point les effets. (Obs. III, IV, V, IX, XII.) Des insectes, des objets souillés au contact d'animaux ou de dépouilles chargés du principe charbonneux, peuvent à leur tour le transmettre à l'homme qui peut aussi le recevoir de son semblable.

Mais il est certains cas de pustule maligne où la cause échappe aux recherches les plus minutieuses. Quelques médecins ont voulu la trouver, contre toute vraisemblance, dans l'absorption, par les poumons ou le tube digestif, d'un virus transporté par l'air, d'autres dans des conditions spéciales qui développeraient l'affection au sein de l'organisme. Quand on examine la pustule maligne dont la cause échappe, on la trouve en tout semblable aux autres pustules malignes : même diagnostic, même pronostic ; c'est toujours la même affection essentiellement locale d'abord.

4

A des effets tellement identiques pourquoi chercher des causes différentes ? Pourquoi dire qu'elles doivent être différentes parce qu'elles nous échappent ? Ne vaut-il pas mieux constater alors simplement notre ignorance, que nous lancer dans la voie de l'hypothèse, hypothèse qui, dans ces cas particuliers, viendrait se heurter à ce que nous apprend, à ce que nous impose la pratique ?

NATURE

Né dans des conditions intimes inconnues, dans des circonstances moins immédiates encore mal déterminées, le virus charbonneux n'est connu que par ses effets. Jusqu'ici il a échappé aux recherches chimiques et physiques. Cependant, l'an dernier M. Davaine a signalé comme cause essentielle de la pustule maligne l'inoculation d'animaux microscopiques qu'il a découverts depuis quelques années dans le sang d'animaux atteints du charbon et qu'il a décrits sous le nom de bactéridies. Sont-ils bien la cause de l'affection, ou en sont-ils seulement un produit, comme on peut le penser d'après l'analogie qu'ils offrent avec les bactéries constatés déjà dans un grand nombre d'affections ? M. Sanson dans une communication faite à l'Académie des Sciences le 18 février 1869, a rejeté les déductions que M· Davaine avait cru pouvoir tirer de ses expériences à ce sujet, et a refusé à ces microzoaires le pouvoir contagieux.

Mais que le virus charbonneux réside ou non dans les bactéridies, porté en un point de l'économie, comment agit-il ?

On admet généralement qu'après un séjour plus ou moins long au lieu où il a été déposé, après une élaboration

préalable sur ce point, après s'y être développé, il entre
dans la circulation, et détermine des symptômes d'adyna-
mie, une inertie, une congestion, un ramollissement, une
gangrène même des organes, une prompte putréfaction
après la mort.

Est-ce bien ainsi qu'agit le virus, ce corps inconnu, pour
arriver à ce résultat? Est-ce bien par sa diffusion dans
toute l'économie, qu'à l'instar d'autres virus, il donne lieu
aux symptômes généraux? Voyons les faits. Éliminons ceux
où l'affection reste tout à fait locale et ceux où les symptômes généraux, ne cessant de s'accroître, amènent la
mort. Comment expliquer ceux où la pustule a été suivie
de symptômes généraux graves, disparaissant quelques
heures ou mêmequelques instants après la cautérisation,
bien que ces symptômes existassent déjà depuis plusieurs
heures et même depuis plusieurs jours? Un virus absorbé,
déterminant par sa présence dans le sang des symptômes
généraux, peut-il disparaître sous l'influence de la cautérisation au point d'insertion? évidemment non. On voit où
nous conduirait cette théorie si on la prenait pour guide
dans le traitement : les symptômes généraux apparaissant,
la cautérisation serait inutile. Et cependant les symptômes généraux disparaissent souvent très promptement à la suite
de la cautérisation. On en trouve de nombreux exemples
dans les auteurs ; qu'on se reporte aussi à mes observations
2, 5, 6, 9. Dans cette dernière, la malade qui ne pouvait se
tenir debout, non-seulement a vu les accidents disparaître
après la cautérisation, mais a pu retourner à pied à son
domicile à une distance de six kilomètres. Dans la troi
sième, les accidents ne cèdent qu'à la quatrième cautérisation, reparaissent cinq jours après, puis cèdent de nouveau
à une cinquième cautérisation.

Thomassin, Enaux et Chaussier professaient que la pustule maligne est une affection locale et que les symptômes généraux sont le résultat d'une irritation nerveuse.

Les succès obtenus au moyen de la cautérisation dans les cas que j'ai signalés viennent appuyer cette opinion, qui serait encore corroborée par deux tentatives vaines d'inoculation faites par M. Raimbert. En effet, on voit dans le rapport de la Société d'Eure-et-Loir que le mouton seul a pu recevoir le charbon (deux fois sur trois) de l'inoculation de la pustule maligne de l'homme ; or M. Raimbert a tenté vainement deux fois d'inoculer le charbon au mouton au moyen du sang et de la boue splénique recueillis sur des hommes morts par suite de la pustule maligne. Si de telles expériences étaient plus nombreuses, elles démontreraient que chez les individus succombant à la pustule maligne le sang ni la rate ne contiennent le virus charbonneux.

Mais à propos de l'action du virus charbonneux chez des sujets d'espèces différentes, n'a-t-on pas conclu d'une affection générale chez les herbivores à une affection générale chez l'homme par simple analogie, par suite d'idées théoriques sur la manière d'agir des virus en général ? L'expérience nous dit que les divers herbivores offrent dans les manifestations de la maladie charbonneuse des expressions différentes, mais que chez eux elle est toujours une affection générale ; que les carnivores au contraire sont réfractaires à l'action du virus ; pourquoi n'admettrait-on pas aussi, comme semble le montrer l'expérience, que chez l'homme le charbon est une affection essentiellement locale.

Il faut, je le sais, expliquer l'apparition des symptômes généraux.

Thomassin, Enaux et Chaussier l'avaient fait en invoquant l'irritation nerveuse. Par le trouble de l'innervation ils pouvaient expliquer le trouble des fonctions et l'altération des organes. Ne pourrait-on considérer aussi le virus charbonneux comme une espèce de ferment qui, déposé en un point des téguments, y déterminerait un travail donnant lieu à un produit dont l'action sur l'économie serait fugitive par sa nature, mais continue dans ses effets tant qu'on ne mettrait pas obstacle à sa production. Ce produit pourrait disparaître un moment pour reparaître un peu plus tard, lorsqu'on n'aurait pas détruit le ferment mais suspendu son travail, et disparaîtrait complètement au contraire lorsqu'on aurait détruit complètement le ferment. On expliquerait ainsi la réapparition de symptômes locaux et généraux après une cessation de plusieurs jours.

On aurait alors un foyer de fermentation tendant sans cesse à se développer, un produit fugace en lui-même mais sans cesse reproduit et agissant sur toute l'économie ; et l'on verrait les symptômes généraux disparaître complètement ou momentanément, selon que la cautérisation mettrait un terme à la fermentation ou la suspendrait seulement. L'étendue plus ou moins grande du foyer de fermentation pourrait ou non donner l'espoir de voir la cautérisation suivie d'un heureux résultat.

TRAITEMENT

C'était autrefois aux guérisseurs que s'adressaient les personnes atteintes du charbon. Les moyens employés contre lui étaient nombreux, variés, souvent insignifiants, quelquefois très énergiques. En faire l'énumération serait impossible. Un d'entre eux, jadis répandu dans notre pays et que mon père me fait connaître, était remarquable par son originalité. Il consistait à faire autour de la pustule

une incision profonde, au moyen d'une pièce de monnaie
fort mince appelée sol de six liards. L'incision faite, l'opération était terminée. On appelait cela : cerner le charbon.
Cette incision que l'on n'obtenait que par une très forte
pression était extrêmement douloureuse. Elle isolait le foyer
morbide, déterminait souvent une vive inflammation, et
pouvait, par cela même, être suivie de succès.

Aujourd'hui les traitements empiriques tendent à disparaître. Ceux que les médecins ont institués, fondés sur l'i-
dée que chacun d'eux s'était faite de la maladie, ont dû
varier. Cependant si l'on passe sous silence l'extirpation de
la tumeur, opération très douloureuse et depuis longtemps
abandonnée ; si l'on se contente de mentionner les émissions
sanguines employées jadis sous l'influence d'une doctrine
morte aujourd'hui, on ne trouve plus, comme traitement
externe, que la cautérisation précédée ou non de la scarifi-
cation ou de l'ablation de l'escharre. Quant au traitement
interne, il est le plus souvent employé comme adjuvant du
traitement externe, et c'est aux toniques que l'on a recours
alors. Toutefois, plusieurs praticiens attribuent une effica-
cité réelle à la médication interne elle-même, et s'adressent
tantôt aux vomitifs et aux purgatifs, tantôt aux toniques et
stimulants.

Traitement local. — On est redevable à Enaux et Chaussier du mode de traitement encore en vigueur de nos jours.
Enaux et Chaussier employaient un traitement essentiellement local contre une maladie qu'ils regardaient comme
étant essentiellement locale, la théorie et la pratique étaient
en harmonie. Ils scarrifiaient et cautérisaient, recommen-
çaient s'il en était besoin les scarrifications et les cautérisations, mais « les remèdes internes, disaient-ils, ne sont pas
toujours nécessaires ; on ne les emploie que comme acces-

soire , non pour expulser un virus errant dans les liqueurs, comme le disent les praticiens qui confondent la pustule maligne avec l'anthrax, mais pour rétablir l'équilibre dans l'irritabilité, relever les forces opprimées. » Aujourd'hui qu'on admet ce virus errant dans les liqueurs, que par lui on explique l'état général, le traitement local cesse d'être rationnel dès qu'apparaissent les symptômes généraux. Néanmoins M. Bourgeois emploie alors encore la cautérisa- tion, mais il paraît avoir peu de foi dans le traitement, peu d'espoir dans l'heureux résultat qu'on pourrait en attendre.; il cautérise en pareille circonstance « pour l'acquit de sa conscience et la satisfaction des malades et des parents. » Il se montre aussi peu partisan des cautérisations secon- daires. C'est là le premier coup porté à ce traitement que l'expérience a sanctionné , et que n'ose désapprouver M. Bourgeois. Mais les conséquences découlant de cette théorie, conséquences que M. Bourgeois ne veut point met- tre tout à fait en lumière, d'autres viendront qui les y met- tront. « Si l'infection générale existe, dit M. Gaujot, traite- mant général, seul efficace, aidé d'applications topiques astringentes, etc., dans le but d'amener la résolution de l'engorgement, mais sans cautérisations. Cependant il faut faire observer que les habiles chirurgiens. MM Bourgeois, Manoury, Salmon, Girouard, etc., etc., qui, de nos jours, ont fréquemment l'occasion de traiter la pustule maligne, se hâtent tous de pratiquer la cautérisation, même à toutes les époques de la maladie. » Plus tard, d'autres poseront en précepte que, les symptômes généraux bien établis, bien constatés, on ne doit plus cautériser. » Lorsque l'intoxication est évidente, d'après M. Guipon, on re- nonce à l'opération qui, cessant d'être rationnelle, abat- trait peut-être davantage encore le moral du malade, qu'il est d'une grande importance de relever par tous les moyens. »

Voilà où nous conduit la théorie ; la suppresss'on du traitement local, lorsque les symptômes généraux sont établis, est le but fâcheux auquel elle doit faire aboutir.

Pour moi, suivant les préceptes d'Enaux et Chaussier, j'ai employé le traitement local énergique, même lorsque les symptômes généraux étaient développés, j'ai employé la scarrification et la cautérisation secondaires et j'ai réussi. La cessation des symptômes généraux a suivi le plus souvent de trop près l'application du caustique pour n'en pas être la conséquence. Aussi j'ai conclu de là que la théorie admise aujourd'hui est erronée et que le traitement local est excellent.

Voici d'ailleurs comment je le mets en usage :

J'incise l'eschàrre, et, depuis quelques années, j'enlève constamment chacune de ses parties. Je m'arrête aux parties encore vivantes, j'étanche le sang, s'il y a lieu, je le tamponne si le sang sort avec abondance, puis je cautérise à plusieurs reprises au moyen de charpie imbibée d'acide nitrique. J'attache peu d'importance au choix de tel ou tel caustique, pourvu que son action soit prompte et énergique ; cependant je préfère les caustiques liquides qui pénètrent plus facilement dans les anfractuosités de la petite plaie et je rejette les préparations qui étant absorbées pourraient produire des accidents. Quelques heures après la cautérisation, on doit apercevoir une modification dans les symptômes locaux et généraux, modification qui suit quelquefois immédiatement l'opération. Ainsi les vertiges, les vomissements, les nausées cessent, les téguments près du point cautérisé deviennent plus tendus, plus douloureux au toucher, d'un rouge plus franc ; si la peau de la partie tuméfiée était pâle, on lui voit prendre plus ou moins rapidement une teinte rosée. Souvent, après la cautérisation, la tuméfaction fait encore des progrès ; cela ne do't pas trop inquiéter, si les autres symptômes se sont amendés. (Obs. X.) Mais si les symptômes généraux persistent, si l'état local n'a pas changé dix à douze heures après la cautérisation, j'enlève la nouvelle escharre, puis je recommence comme ci-dessus la cautérisation. C'est souvent après deux, trois ou quatre cautérisations successives qu'on voit l'amélioration se prononcer, suivant parfois immédiatement la dernière cautérisation. (Obs. III, IV, VI.) Il peut arriver que l'amendement des symptômes généraux soit peu prononcé, que la modification de l'état local soit bien imparfaite. Dans ce cas si le malade est jeune, vigoureux, c'est qu'alors la cautérisation a été insuffisante. Il faut, après avoir attendu quelques heures encore, la recommencer, surtout lorsque la pustule est située sur une partie où l'opération n'offre aucune suite fâcheuse à redouter. Mais si le malade est une personne âgée, affaiblie, cachectique, souvent cette réaction incomplète est due à un défaut d'énergie vitale. Il faut alors avoir recours aux toniques intus et extra, en voici un exemple.

OBSERVATION XVII. — *Pustule maligne de l'avant-bras chez une vieille femme. Trois cautérisations ; réaction faible ; convalescence longue ; grande difficulté qu'a la circulation à se rétablir dans le membre malade. Guérison.*

Madame Mathouillet, autrefois cultivateur, âgée de 72 ans, grande, maigre, faible, a eu dans sa jeunesse à l'avant-bras gauche une pustule maligne contractée en donnant des soins à une vache atteinte du charbon.

Le 29 décembre, elle vient à l'hôpital et me raconte que le 25 au soir elle remarqua à l'avant-bras droit une petite vésicule noire accompagnée de prurit ; qu'elle déchira cette vésicule et qu'elle éprouva une douleur vive et brulante ; que bientôt l'avant-bras se tuméfia et arriva graduellement au point ou il est en ce moment.

Il offre dans toute son étendue une tuméfaction pâteuse qui gagne même la partie inférieure du bras où elle est plus élastique. La peau est violacée, très inégale, il semble tout d'abord qu'elle est couverte de vésicules qui n'existent pas en réalité. A la réunion du tiers moyen avec le tiers inférieur de l'avant-bras, en arrière et près du bord interne, on remarque une escharre noire, petite, très enfoncée. Elle est entourée d'une auréole violacée, très saillante, et couverte de très petites vésicules. Au moyen d'une épingle, on peut voir que cette escharre très petite est néanmoins très épaisse. Pouls à 80, mou, anorexie, faiblesse, langue blanche. (Trait. Cautérisation avec l'acide nitrique sans ablation préalable de l'escharre.) Le soir, le pouls est plus petit à 90, pas de chaleur. (J'enlève l'escharre et je cautérise de nouveau. Compresses imbibées de décoction de feuilles de noyer.)

30. Pas de trace de réaction au point cautérisé, état général le même ; l'appétit est peut-être un peu plus prononcé. J'enlève la nouvelle escharre, puis encore je cautérise. 30 soir. Langue sèche, soif vive. pouls à 100, peau chaude. Près du point cautérisé elle est plus rouge, tendue et lisse.

1er janvier. Le gonflement a augmenté, il s'étend jusqu'à l'épaule. Au bras, il est plus égal et plus dur qu'à l'avant-bras.

2. Pouls à 92, peau moins chaude, langue humide. La partie cautérisée commence à suppurer. La malade dit que son bras est douloureux au toucher ; toutefois cette douleur paraît peu vive,

4. Pouls à 84, état général meilleur. Fluctuation douteuse à l'avant-bras. La partie cautérisée suppure assez abondamment.

5. Incision un peu au-dessus de la pustule. Elle donne issue à du pus séreux et à du sang.

6. Pouls 76, diarrhée. Le gonflement de l'avant-bras est toujours œdémateux, la peau violacée a toujours le même aspect excepté près de la pustule. Le bras gonflé est d'un rouge franc, mais l'inflammation est peu vive; peu de chaleur, peu de douleur, point de battements, d'élancements. (Trait. : Eau de riz, sirop de coings, vin de quinquina, compresses imbibées de décoction de feuilles de noyer.)

9. Même état général. La suppuratién est plus abondante, l'avant-bras a diminué beaucoup de volume. La peau brune violacée est soutenue par un tissu cellulaire inégalement dur, ce qui donne au doigt la sensation de bosselures. Le bras est aussi un peu moins volumineux.

Jusqu'au 7 février, l'état général reste à peu près le même, les symptômes locaux disparaissent peu à peu, les ouvertures sont cicatrisées depuis quelques jours.

7 février. Gonflement œdémateux de la partie supérieure de l'avant-bras, du coude, et de la partie inférieure du bras. La peau de ces parties est inégale, rouge, violacée.

8. Ces accidents locaux ont un peu augmenté.

10. Le gonflement œdémateux et la coloration violette ont abandonné les points qu'ils occupaient pour se porter à la partie interne et supérieure du bras. La peau des parties malades précédemment est brune aujourd'hui. (Trait. : interne id. — Trait. externe nul.)

11. Diminution rapide du gonflement du bras. La malade se sent beaucoup mieux.

13. La malade sort de l'hôpital.

On peut diviser en trois temps le séjour que cette femme a fait à l'hôpital. Le premier est celui de la pustule maligne proprement dite, qui a duré jusqu'au 30 décembre au soir. Le second est celui de la réaction et de la suppuration. Le troisième, celui de la convalescence. Pendant ce dernier, les symptômes locaux, sous l'influence d'une réaction trop faible, avaient pris l'aspect qu'on signale comme appartenant à la période d'état de la pustule maligne. Ils étaient dus, quant à leur apparence, au peu d'énergie vitale de cette femme, à la difficulté que la circulation éprouvait à se rétablir dans les parties malades.

La cautérisation doit toujours être faite avec beaucoup de précaution, on doit en arrêter exactement les limites ; on évite ainsi de graves difformités. Le résultat dernier, même lorsqu'on l'a répétée plusieurs fois se borne ordinairement à une simple cicatrice blanche, peu apparente.

La cautérisation réussit presque toujours lorsque l'affection n'a pas fait trop de progrès. Ainsi, malgré des symptômes généraux bien manifestes, malgré un gonflement souvent considérable, il suffit de pratiquer la cautérisation sur un point limité, pour voir ces symptômes généraux disparaître promptement, pour voir ce gonflement diminuer bientôt, après avoir encore augmenté quelquefois un peu.

Il est deux cas où la cautérisation m'a paru toujours impuissante, ainsi du reste que toute autre médication : 1° l'œdème charbonneux, lorsqu'il n'y a point d'escharre, lorsque rien n'indique où l'on doit appliquer un traitement local énergique ; 2° le cas de gonflement considérable avec large développement de pustules secondaires ; j'ai vu toujours alors la cautérisation échouer. L'étendue du foyer morbide m'avait engagé à recourir à des débridements larges et multiples dont je cautérisais les plaies au fer rouge, comme mon maître M. le professeur Denonvilliers en avait donné l'exemple. Je l'ai fait sans succès.

Traitement interne. — Avec Enaux et Chaussier je ne considère le traitement interne que comme propre à relever les forces, et je ne lui reconnais aucune action spécifique.

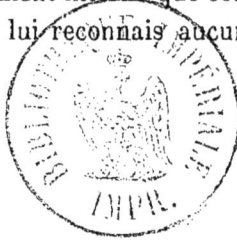

300

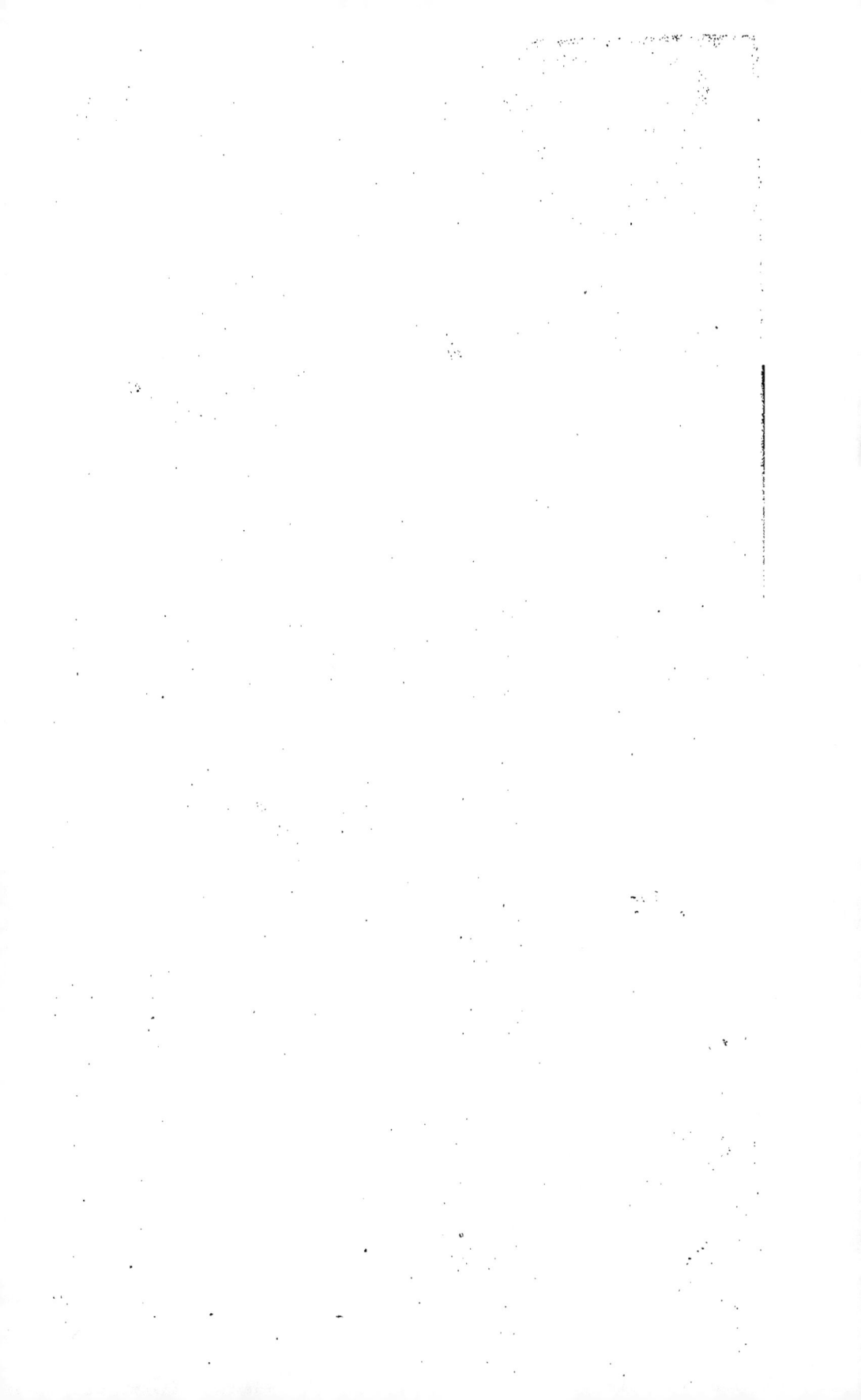

www.ingramcontent.com/pod-product-compliance
Lightning Source LLC
Chambersburg PA
CBHW060649210326
41520CB00010B/1805